W0274829

Vegains – Muskelaufbau Vegan

Die 9 Wochen Muskelmasse Transformation

I. Auflage

Haftungsausschluss und rechtliche Hinweise

Dieses Werk ist urheberrechtlich geschützt. Die Übersetzung und Vervielfältigung dieses Werkes oder Teile dieses Werkes sind ohne die ausdrückliche Zustimmung des Autors untersagt. Alle Quellen und Studien, die zur Erstellung dieses Buches herangezogen wurden, wurden ausgiebig überprüft und für qualitativ hochwertig befunden. Dennoch erfolgt die Umsetzung der darin vorgestellten Methoden auf eigenes Risiko. Der Verlag und der Autor können weder Haftung für Personen-, Sach- oder Vermögensschäden übernehmen noch für die Richtigkeit und Aktualität der hier enthaltenen Informationen garantieren. Beachten Sie, dass der Inhalt dieses Werkes auf der persönlichen Meinung des Autors basiert, zum Unterhaltungszweck dient und nicht mit medizinischer Hilfe gleichgesetzt werden darf. Bitte befragen Sie Ihren Arzt zu den in diesem Buch vorgestellten Empfehlungen, bevor Sie diese befolgen. Eine Garantie für das Erreichen der Ziele wird weder vom Autor noch vom Verlag übernommen. Für einen gezielten Erfolg empfehlen wir Ihnen, Ihr Vorhaben mit einem Arzt abzusprechen. Des Weiteren enthält dieses Buch Links zu anderen Webseiten, auf deren Inhalt wir keinen Einfluss haben und für die wir damit keine Gewähr übernehmen können. Zum Zeitpunkt der Erstellung dieses Buches konnten keine Rechtsverstöße verlinkter Webseiten entdeckt werden.

Grüne Geschenkbox

Der Anfang ist bekanntermaßen am schwierigsten. Deswegen geben wir dir alle notwendigen Tools an die Hand, damit du gleich durchstarten kannst. Lade dir direkt unter der folgenden Seite alle kostenlosen Geschenke herunter – dann steht deinem Erfolg nichts mehr im Wege!

Unsere grüne Geschenkbox enthält:

- Success Tracker
- Ernährungsplan
- Maximalkraftrechner
- Bonus Kapitel

Du möchtest dich gerne vegan ernähren und weißt noch nicht genau wie? Kein Problem! Auch dafür haben wir für dich einen extra Einkaufsplan erstellt, diesen findest du ebenfalls auf der folgenden Seite:

Für deinen ersten Schritt in Richtung Traumkörper, trage dich auf der folgenden Seite ein:

www.teamvegan.de/vegains

(scanne den QR Code mit deiner Handykamera ein)

Inhaltsverzeichnis

Vorwort 5

Diese leicht verständlichen Fakten katapultieren dich auf das Niveau eines Fitnesstrainers 7

Vermeide die 8 größten Fehler, die jeder beim Muskelaufbau macht 18

Mit diesen 9 goldenen Regeln besiegst du deinen inneren Schweinehund für immer 25

Trainingsmethoden vom Anfänger zum Profi 31

Verdopple dein Muskelwachstum mit HIT-Training 40

Die GVT Methoden – deine Abkürzung für ein exponentielles Muskelwachstum 48

Fett verbrennen in unter 4 Min. – dank Tabata 58

Muskelaufbau bei Frauen: Mit diesen 9 Tipps erreichst du deine Strandfigur 64

Männersache:Arm-, Schulter-, Rücken- und Brust-Workout für echte Kerle 72

Der perfekte Trainingsplan für dein strukturiertes Training und deinen langfristigen Erfolg.... 76

Die 6 wahren Gesetze des Muskelaufbaus 79

Vegan-Mythen adé 81

Makronährstoffe 86

Diese veganen Eiweißquellen bringen dich auf das nächste Level 91

Mikronährstoffe 99

Koche mit der GGB²-Formel täglich neue, schnelle, nährstoffreiche und einfache vegane Gerichte 102

Der unglaubliche Einfluss eines Ernährungsplans auf dein Training inklusive Vorlage 103

50 einfache und schnelle Fitness Rezepte für deinen perfekten Ernährungsplan 106

Vielen Dank 143

Studien- und Quellenverzeichnis 145

Vorwort

Egal, ob du gerade erst ins Training startest, ein blutiger Anfänger bist oder schon einige Erfahrung im Bereich Fitness hast – **Du strebst nach mehr?** Dann ist dieses Buch perfekt für dich! Du benötigst nur eine klare Vision deines Traumkörpers, den Rest erledigen wir für dich. Du musst lediglich unser praxiserprobtes Wissen in die Tat umsetzen.

Mit diesem Wissen wirst du nicht nur ausgebildete Fitnesstrainer alt aussehen lassen, sondern ganz nebenbei auch beim Thema vegane Ernährung mit allen relevanten Informationen versorgt. Neben den wichtigsten veganen Eiweißquellen klären wir dich über die größten Vegan-Mythen auf und vermitteln dir, wie du dich **gesund, nährstoffreich und einfach vegan ernähren** kannst. Dank des **Ernährungsplans**, den 50 Rezepten und unserer GGB²-Formel kannst du dir täglich neue leckere und einfache vegane Gerichte in Windeseile zubereiten. Die Zeit und das Geld, was du in dieses Buch investiert hast, wird eines deiner bisher besten Investments sein. Schon in den ersten Tagen wirst du merken, welche Mühe du dir erspart, wenn du endlich aufhörst, die 8 größten Fehler zu machen, die jeder beim Muskelaufbau begeht.

97,7% der Menschen starten hochmotiviert mit dem Training, doch nach spätestens 6 Wochen sind all ihre Ziele begraben. Hast du dich gerade selbst darin erkannt? Kein Problem, ich war auch einmal einer davon, deswegen habe ich auch dieses Buch geschrieben, um diese 2,3 % in Richtung 100 % zu bringen. Ich habe jede Essenz meiner 7-jährigen Trainingserfahrung als Athlet und Personal Coach in dieses Buch hineinfließen lassen.

Da du dieses Buch in deinen Händen hältst, gehörst du ab sofort auch zu den Champs der 2,3 %, die ihre Ziele verdammt nochmal erreichen und ihren Traumkörper verwirklichen. Mit unsern **11 goldenen Regeln** wirst du nämlich deinen **Schweinehund für IMMER besiegen**. Dein langfristiger Erfolg ist gesichert, denn wir geben dir nicht nur eine Vorlage, um deine Ziele täglich zu visualisieren, mit, nein, wir zeigen dir, wie du dir deinen eigenen, individuellen Trainings- und Ernährungsplan (Mikro- und Makronährstoffverteilung) erstellst. Als Vorlage haben wir für dich einerseits einen gezielten Trainingsplan erstellt. Dieser hat es für die Herren der Schöpfung auf maximale Muskelmasse abgesehen, andererseits gehen wir aber auch mit einem Bauch-Beine-Po-Training auf die Wünsche der Damen ein, damit der Strandfigur nichts mehr im Wege steht.

Verschwende keine Zeit, denn dank den **7 wahren Gesetzen des Muskelaufbaus** kannst du dich innerhalb von **9 Wochen vom Anfänger zum Profi transformieren**, es liegt in deiner Hand! Damit du deinen Traumkörper noch schneller erreichst, zeigen wir dir zum einen, wie du mit der HIIT-Methode dein Muskelwachstum verdoppeln kannst, aber auch, wie du mit nur 4 Minuten Tabata-Training deine Pfunde zum Rollen bringst. Für alle, die nach maximalem Muskelwachstum streben, haben wir die GVT- Methode parat, damit wirst du exponentiell Muskeln aufbauen. Nachdem du dieses Buch gelesen hast, wirst du merken, dass das **Geheimnis des veganen Muskelaufbaus** kein wirkliches Geheimnis ist. Ein jeder von uns kann von heute auf morgen mit der Anwendung des richtigen Wissens seinen Körper innerhalb kürzester Zeit transformieren. Wenn dir deine Gesundheit am Herzen liegt und du endlich deinen Traumkörper verwirklichen willst, dann lass uns jetzt damit anfangen, denn vom reinen Lesen wächst leider kein Biceps.

Auf geht's, **Champ,** zu deinem neuen Lebensabschnitt!

Diese leicht verständlichen Fakten katapultieren dich auf das Niveau eines Fitnesstrainers

Nun, nachdem du vorgewarnt bist und weißt, was dich in diesem Buch erwarten wird, ist es an der Zeit, dir einen Kaffee mit oder ohne Hafermilch zu machen, dich in die gemütlichste Ecke in deinen vier Wänden zu packen und konzentriert zu lesen, denn das folgende Kapitel wird dir Wissen an die Hand geben, das du so gebündelt wahrscheinlich selten irgendwo sonst finden wirst. Nach diesem Kapitel kannst du dich getrost als geschulter Fitnesstrainer ansehen. Die Fakten beziehen sich hierbei nicht nur auf dein Training, deine Ernährung und Motivation, sondern dienen außerdem dem Verständnis deiner körperinternen Prozesse und der Zusammensetzung deiner physischen Anlagen. Diese Erkenntnisse helfen dir dabei, den weiteren Verlauf des Buches besser nachvollziehen zu können und das erlangte Wissen auf dich selbst anwendbar zu gestalten. Diese wissenschaftlich fundierten Erkenntnisse in den Bereichen Physiologie, Sportmedizin und Biochemie dienen dir außerdem als Fundament für den Rest des Buches. Je mehr du das Gelernte verinnerlichen wirst, desto wahrscheinlicher wird dein Trainingserfolg sein.

Mythos "schwere Knochen" und "viele Muskeln"

Bestimmt sind dir diese leeren Phrasen nicht unbekannt und schon einmal zu Ohren gekommen und du hast eine ungefähre Vorstellung davon, was sie wohl bedeuten sollen. Ich habe den Wahrheitsgehalt für dich recherchiert. Schwere Knochen – oder doch nur zu hoher Körperfettanteil? Der Knochenanteil bei einem erwachsenen Mann, gemessen an seinem Körpergewicht, liegt durchschnittlich bei etwa 15 Prozent und somit bei einem Mann mit 80 kg Gewicht bei etwa 12 kg. Frauen weisen mit etwa 12 Prozent einen etwas geringeren Knochenanteil auf. So besitzt eine 60 kg schwere Frau einen Knochenanteil von 7 kg. Selbst bei stärkeren Abweichungen der Knochenstruktur oder der Knochenwände liegt die maximal gemessene Abweichung bei lediglich 2 Kilogramm und macht die Ausrede der „schweren Knochen" auf der Waage obsolet.

Muskelmasse wiegt mehr als Fett

Auch in diesem Mythos liegt ein wahrer Kern begraben, der aber besser beleuchtet werden sollte, denn schließlich wiegt 1 kg Federn genauso viel wie 1 kg Blei. Deshalb ist es streng genommen Humbug, von schwereren Muskeln zu sprechen. Dennoch gibt es einen Unterschied: Muskeln weisen eine höhere Volumendichte auf als Fett. Dieser Unterschied ist wahrlich nicht eklatant, aber dennoch vorhanden. So kann man festhalten, dass ein Liter Fett etwa 0,92 kg auf die Waage bringt, während ein Liter Muskelmasse ungefähr 1,06 kg erreicht. Man kann also durchaus behaupten, dass ein muskulöser Mann deutlich mehr auf die Waage bringen wird als ein gleichgroßer untrainierter Mann, der einen hohen Körperfettanteil aufweist. Neben unserem Nervensystem benötigen die Muskeln am meisten Energie in unserem Körper.

So verbraucht jedes Kilo Muskelmasse 20-25 Kilokalorien mehr als das Fettäquivalent und das auch im Ruhezustand. Du merkst sicher schon, welchen Vorteil ein trainierter Körper mit sich bringt.

Deine Muskeln und ihre Aufgaben

In deinem Körper befinden sich 650 Muskeln, welche die unterschiedlichsten Aufgaben erfüllen. Einige wirken unscheinbar und andere sehr mächtig. Doch wofür brauchen wir Muskeln und was sind ihre Hauptaufgaben? Dieser Part klärt darüber auf und gibt dir neben dem Allgemeinwissen zusätzlich wissenswerte Fakten, die dich staunen lassen werden. Muskeln machen etwa die Hälfte des Körpergewichts bei Männern und 30 bis 40 % bei Frauen aus. Diese Werte skizzieren den Durchschnittsmenschen und haben wenig mit deinen Zielen gemein. Du als interessierter Leser hast kein Verlangen danach, noch länger von der grauen Masse begraben zu werden. Mittelmaß adé! Ein gut trainierter Mann weist einen Körperfettanteil von etwa 10 bis 15 % auf. In diesem Verhältnis nimmt die Muskelmasse einen größeren prozentualen Gewichtsanteil ein.

Nice to know:

Finnische Forscher der Universität Turku haben herausgefunden, dass gerade Männer mit einem Körperfettanteil von 12 % als besonders attraktiv eingestuft wurden. Die Wissenschaftler untersuchten den Grund dafür und brachten Erstaunliches zutage: Nicht nur der muskulöse und markante Körperbau war für diese Einschätzung der Damenwelt verantwortlich, sondern das „unterbewusste" Abgleichen des Immunsystems. Evolutionär gesehen gilt dieser Körperfettanteil beim Mann als am besten und verspricht den gesündesten Nachwuchs. Die Studie verifizierte außerdem, dass gerade bei diesem Körperfettanteil tatsächlich das beste Immunsystem vorliegt. [1]

Du siehst, du musst nicht besonders „shredded" (definiert) sein, um Eindruck bei den Ladies zu hinterlassen und möglichst fit zu sein. Du solltest stattdessen der Natur vertrauen und den gesündesten Weg gehen. Sieh dir ruhig einmal Bilder im Netz an und du wirst sehen, dass du mit diesem Wert einen schönen und definierten Körper erreichen wirst. Doch keine Angst, solltest du einen noch stärkeren Wunsch nach Definition verspüren, wirst du nach dieser Lektüre auch dazu in der Lage sein. Dir wird es vermutlich schon klar sein, aber der Vollständigkeit halber führe ich es dennoch an dieser Stelle an. Du wirst dir nie „mehr" Muskeln antrainieren, sondern lediglich das Volumen deiner vorhandenen Muskeln erhöhen. Muskeln erfüllen einen enorm wichtigen Job und dienen neben den Knochen, Sehnen und Bändern als Stütz- und Bewegungsapparat. Sie sind quasi eine Art „Exoskelett" deiner inneren Maschine und sorgen dafür, dass du morgens gerade aus dem Bett aussteigen kannst. Sie dienen grundsätzlich dazu, bestimmte Teile deines Körpers willentlich in Bewegung zu setzen. Muskeln sitzen dabei aber nicht nur an den Knochen, sondern arbeiten auch innerhalb der Organe, wie in der Lunge, dem Herzen oder dem

[1] www.royalsocietypublishing.org

Verdauungstrakt. Man unterscheidet hierbei drei verschiedene Muskelarten: Die glatte Muskulatur, die Herzmuskulatur und die quergestreifte Muskulatur. Jede Einzelne besitzt ihre Eigenheiten und erfüllt spezielle Aufgaben. Im Körper kommen sie niemals gemischt vor.

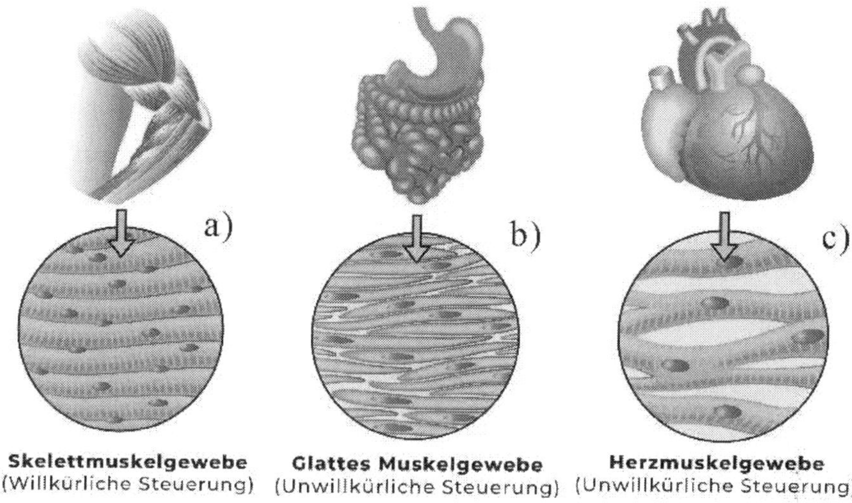

Abb.1 Muskelgewebe

Die Skelettmuskulatur dient der Stützung deines Bewegungsapparates und der Fortbewegung im Raum, welche auch Lokomotion genannt wird. Neben diesen essenziellen Aufgaben erfüllt die quergestreifte Muskulatur aber auch noch andere wichtige Funktionen. Die Zungenmuskulatur spielt zum Beispiel eine fundamentale Rolle bei der Nahrungsaufnahme und der Modulation von Sprache. Auch der Kehlkopfmuskel kommt seiner Aufgabe des Schluckens unentwegt nach. Selbst die Tonlage deiner Stimme hängt von dieser Muskelart ab. Auch die Möglichkeit, dass dein Gegenüber deine aktuelle Stimmung sofort deuten kann, hängt von 26 verschiedenen Muskeln dieser Art ab, siebilden in ihrem feinen Zusammenspiel deine Mimik. Heute schon gelächelt? Wenn ja, dann haben 17 Muskeln in deinem Gesicht ihren treuen Dienst getan und der Welt dein schönstes Erscheinungsbild gezeigt.

Ungeahnte Fähigkeiten

Was du vielleicht noch nicht wusstest, ist, dass Muskeln einen ungeahnten Einfluss auf viele weitere körperinterne Prozesse haben, die man so nicht in Verbindung bringen würde. So regen sie die Fettverbrennung an, verjüngen dich von innen und beeinflussen sogar dein Immunsystem. Die Forschung legt nahe, dass es sogar möglich ist, durch regelmäßiges Training die eigenen geistigen Fähigkeiten zu steigern. Der mittlerweile verstorbene Mediziner Bengt Saltin war führender Forscher, Gründer und Initiator des Kopenhagener Muskelforschungszentrums. Die Forschung wurde bereits im Jahr 1994 angestoßen und hat bis in das Jahr 2014 Unglaubliches ergeben. Hier wurden die weiteren Funktionen der Muskeln erforscht und die Ergebnisse verraten Erstaunliches und dienen seither als Fundament für das Forschungsgebiet der Muskelphysiologie. Die wichtigsten Erkenntnisse aus der dänischen Hauptstadt

lassen jedes Sportlerherz höherschlagen, denn es geht hierbei längst nicht mehr nur darum, das eigene Spiegelbild zu bewundern, sondern auch darum, die eigene Gesundheit in die Hand zu nehmen und maßgeblich zu beeinflussen.
So können Muskeln chemische Signale freisetzen, die das Immunsystem substanziell beeinflussen, überschüssige Pfunde nur so schmelzen lassen und sogar Diabetes verhindern können, ja, nach neuesten Erkenntnissen sogar das Gehirn positiv beeinflussen können. Die Botenstoffe, die sogenannten Myokine, sorgen nach intensiver Muskelbeanspruchung für einen antiinflammatorischen[2] Effekt und regulieren außerdem die Immunantwort. Heutzutage ist es eigentlich kein Geheimnis mehr, dass Bewegungsmangel als einer der wichtigsten Faktoren für die bekannten Zivilisationskrankheiten und möglicherweise auch für einige chronische Krankheiten gilt. Wissenschaftler diskutieren seither das daraus resultierende Problem der Ansammlung viszeralen[3] Bauchfettes. Warum gerade diese evolutionäre Ressource für schlechte Zeiten (Nahrungsmangel) in unserer heutigen Zeit des Überangebots zum gesundheitlichen Problem geworden ist, beleuchte ich an anderer Stelle.
An dieser Stelle sei erwähnt, dass eben jenes Fett im Verdacht steht, körperinterne Entzündungsprozesse zu begünstigen und sogar auszulösen. Diese Fetteinlagerungen fungieren also als systemische Entzündungen und bilden einen stillen Entzündungsherd, der ständig auf niedriger Stufe vor sich hin kokelt und dem Körper so dauerhaft Energie entzieht. Das Immunsystem muss hingegen auf Dauerflamme arbeiten. Es entsteht ein fruchtbarer Nährboden für allerlei Krankheiten. Hier kommen sportliche Betätigung in Form von Krafttraining und Ausdauersport ins Spiel. Die Muskeln schütten bei intensiver Anstrengung die sog. Myokinen aus und der Körper kann von den Wirkmechanismen in Form der speziellen Interleukine[4] profitieren.

Myokine – Botenstoffe mit dem gewissen Etwas

Die hormonähnlichen Myokine sind körpereigene Stoffe, die von deinem Muskel direkt bei erhöhter Kraftanstrengung ausgeschüttet werden. Die Botenstoffe sind mittlerweile gut erforscht und gelten als wahre Heilsbringer in der Sportmedizin. Man könnte sogar von einer körpereigenen Apotheke sprechen. Langsam verstehen die Wissenschaftler also den Zusammenhang zwischen sportlicher Aktivität und einem gesunden Körper. Innerhalb der Studien maß Pedersen bei den Probanden nach intensiven Sporteinheiten einen deutlichen Anstieg einer Substanz namens Interleukin 6 (IL-6). Interleukine können als eine Art Regulationsmechanismus bei Entzündungsreaktionen im Körper angesehen werden. Dass das frisch entdeckte IL-6 nicht von diversen Immunzellen produziert wurde, versetzte Pederson zunächst in Staunen. Als später klar war, dass der Stoff von den Muskelzellen hergestellt wurde, war die Freude groß und der

---

[2] bedeutet "gegen eine Entzündung gerichtet" bzw. "entzündungshemmend"

[3] Bei viszeralem Fett handelt es sich allgemein um das sogenannte Bauchfett, was sich in der Bauchhöhle befindet und die inneren Organe umwickelt.

[4] Interleukine sind zu den Zytokinen zählende Peptidhormone, d. h., sie sind körpereigene Botenstoffe der Zellen des Immunsystems.

Entdeckerdrang geweckt, denn IL-6 ist bei weitem nicht die einzige „Heilsubstanz", die aus deinen Kraftwerken entstehen kann. Experten gehen mittlerweile von etwa 200 bis 600 verschiedenen Stoffen aus. Ich habe dir ein paar wichtige mit besonderen Eigenschaften herausgesucht und deren Wirkmechanismen in der nachstehenden Grafik vereinfacht veranschaulicht.

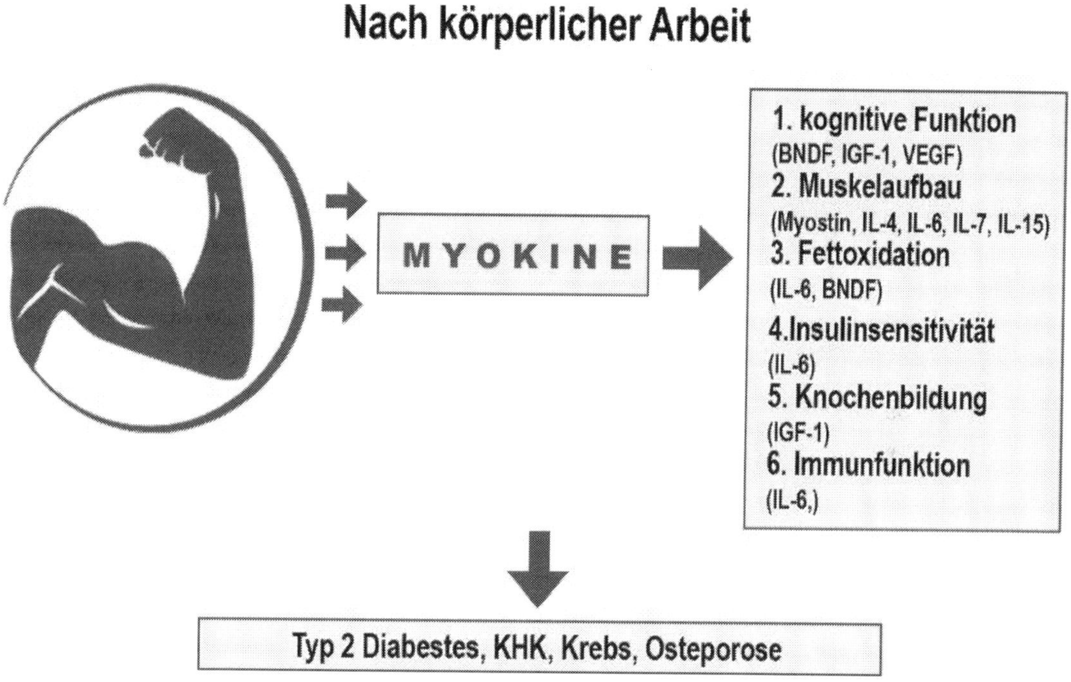

Abb. 2: Schaubild Myokine nach Pederson

Ich habe eine kurze Zusammenfassung einiger Myokine und deren positiven Auswirkungen für dich erstellt:

BDNF = Es handelt sich hierbei um ein Protein, das stark mit Nervenwachstumsfaktoren korreliert. Nach intensiver körperlicher Anstrengung wird BDNF erhöht in deinem Körper ausgeschüttet. Es wirkt auf bestimmte Neuronen des zentralen und peripheren Nervensystems und weist zum einen eine protektive und zum anderen eine wachstumsfördernde Wirkung auf. Es ist hauptsächlich im Hippocampus, im Vorderhirn und in der Großhirnrinde aktiv. Das sind die Bereiche, die es dir ermöglichen, abstrakt zudenken und dich an die wichtigen Dinge zu erinnern. Außerdem spielt es eine entscheidende Rolle im Langzeitgedächtnis. Es gilt als eines der aktivsten Neurotrophine[5] und ist maßgeblich an der adulten Neurogenese[6] beteiligt. Mit anderen Worten, um dich geistig fit zu halten, ist es wichtig, eine sportliche Routine zu entwickeln und sich körperlich herauszufordern. Warum gerade das High-Intensity-Training hierfür interessant ist, erfährst du im praktischen Teil des Buchs.

---

[5] sind körpereigene Signalstoffe, welche zielgerichtete Verbindungen zwischen Nervenzellen schaffen.

[6] Die Neurogenese beschreibt die Bildung von Nervenzellen im adulten Nervensystem.

IGF-1 = ist eine Peptid-Verbindung und stellt einen weiteren Wachstumsfaktor dar, der in seiner Struktur dem Insulin sehr ähnlich ist. Es weist eine breite Palette an Wirkmechanismen auf und ist am Wachstum in unseren jungen Jahren beteiligt. Primär ist IGF-1 am Stoffwechsel und auch am Muskelaufbau beteiligt und daher eine interessante Substanz. Die Bildung findet hauptsächlich in der Leber statt, kann aber auch durch intensive Bewegung in der Hirnanhangdrüse produziert werden. Der erstaunlichste Wirkungsgrad ist aber wohl, dass es ebenfalls unterstützend bei der Nervenregeneration agiert und an der adulten Neurogenese beteiligt ist oder zumindest partiell zu einer Zunahme der Hirnmasse im Hippocampus führen kann. Diese Region steht in direkter Verbindung mit deinen geistigen Fähigkeiten.[7] [8] Der IGF-1-Normalwert von 120-400 Milligramm pro Liter bei jungen Erwachsenen sinkt mit voranschreitendem Alter. Diese Erkenntnis erklärt, warum es mit der Zeit immer schwerer wird, die Muskelmasse zu halten. Dennoch solltest du es genau andersherum sehen und dir klar machen, dass genau hier das Potential liegt, lange jung und aktiv zu bleiben, denn wenn du auch im Alter sportlich bleibst, wirst du einen sehr viel höheren Wert an IGF-1 im Blut aufweisen können als deine untätigen Altersgenossen. Wenn man so will, kann man dem Peptid auch eine gewisse Anti-Aging- Eigenschaft zuschreiben.

VEGF = ist ein weiterer Wachstumsfaktor, der wichtig für die Angiogenese ist, da er maßgeblich an der Entstehung neuer Blutgefäße aus vorbestehenden Blutgefäßen beteiligt ist. Er fungiert als Vermittler und regt die Bildung neuen Endothels[9] an. Er ist auschlaggebend bei der Bildung des embryonalen

Blutkreislaufs, der Wundheilung, stimuliert Makrophagen und Monozyten[10] und ist so ein wichtiger Faktor für ein funktionierendes Immunsystem. Die Forschung legt nahe, dass dieser Stoff nach körperlicher Anstrengung an der Neurogenese beteiligt ist und deiner geistigen Kompetenz zugutekommt.

Nice to know:
Allen drei Faktoren wird aber nicht nur die Unterstützung der Neurogenese nachgesagt, sondern auch eine Erhöhung der Neuroplastizität[11],er Schutz vor geistigem Abbau und sogar eine Unterstützung der Stoffwechselprozesse.

---

[7] www.spektrum.de,lexikon,neurowissenschaft

[8] www.germanjournalsportsmedicine.com, zellulaere Wirkmechanisme

[9] Als Endothel wird eine dünne Schicht aus **Endothelzellen** bezeichnet, die die Zellwände von innen auskleiden. Es dient als Abgrenzung zum Gewebe, gilt aber auch als Produzent von Stickstoffmonoxid, welches dem Regulationsmechanismus deines Herz-Kreislaufsystems dient.

[10] Makrophagen oder sogenannte Fresszellen sind große, bewegliche, einkernige Zellen, die zum zellulären **Immunsystem** gehören und die bei deiner Immunabwehr helfen. Sie werden aus Monozyten gebildet.

[11] die Fähigkeit des Gehirns, sich selbst zu ändern und sich an diverse Umstände anzupassen. Was jahrelang in der Wissenschaft als unmöglich angesehen wurde, gilt heute als gesichert. Du kannst durch Übung und Kontrolle deiner Gedanken deine Gehirnstruktur beeinflussen und bis ins hohe Alter geistig agil bleiben.

Du siehst, es lohnt sich, mit dem Training anzufangen, um auch geistig auf das nächste Level zu kommen. **IL-4** = fungiert als eines der sogenannten antientzündlichen Zytokine, verhindert überschießende Entzündungsreaktionen durch seine hemmende Wirkung auf die Makrophagenfunktion und sorgt für ein Gleichgewicht deiner Immunantwort. Es ist eines der wichtigsten Interleukine für dein Immunsystem.

Die glatte Muskulatur

Wie es die Bezeichnung schon vermuten lässt, fehlt bei dieser Art des Muskelgewebes die markante „Querstreifung". Ein besonderes Kennzeichen dieser Muskelart ist die Tatsache, dass du keine willentliche Kontrolle auf sie ausüben kannst. Sie ist ein kontraktiler Gewebetyp, das heißt, dass sie die Anspannung und die innere Form der Organe bestimmt. Kennst du diese Gänsehautmomente im Leben? Ja? Dann hat dich diese Muskelart in diesen Momenten auch nicht im Stich gelassen. So ziemlich alle Hohlorgane (unter anderem Darm, Blase, Blutgefäße, Gebärmutter oder auch der Darm) in dirbestehen aus glatter Muskulatur – mit Ausnahme des Herzens. Mehr musst du über diese Art der Muskulatur nicht wissen, da es dich in deinem Vorhaben nicht weiterbringen wird. Nur so viel, auch hier finden sich einige positive Effekte durch regelmäßiges Training wieder.

Die unterschiedlichen Muskelfasertypen

Für ein besseres Verständnis der Aufgaben deiner Skelettmuskulatur ist es wichtig, zu verstehen, dass es drei verschiedene Fasertypen innerhalb deiner Muskeln gibt. Zum einen erfüllen sie durch ihre differenzierte Struktur auch unterschiedliche Aufgaben und sind für die verschiedensten sportlichen Disziplinen von enormer Bedeutung. Zum anderen gibt es physiologische Unterschiede zwischen Mann und Frau, die die Art und Weise, wie zu trainieren ist, beeinflussen. Doch dazu später mehr. Zunächst sollst du den Unterschied verstehen.

1. **Rote Muskelfaser:** Die langsame, ermüdungsresistente Faser, Slow Twitch oder **ST-Faser** genannt, spricht auf Reize sehr viel langsamer an. Sie hat eine längere Kontraktionszeit inne und ermüdet dabei sehr viel langsamer.
2. **Weiße Muskelfaser:** Die schnelle und mit hoher Kraftleistung arbeitende Fast Twitch oder auch FT-Faser kann explosiv arbeiten und ermöglicht kräftige Kontraktionen, ermüdet aber schnell.
3. **Intermediärtyp:** Dieser dritte Muskelfasertyp (FTO) kann schnell arbeiten und ermüdet langsamer. Dieser Fasertyp, der in seiner Funktionsweise irgendwo zwischen den hellen und den dunklen Fasern angesiedelt ist, scheint durch gezieltes Training in die eine oder andere Richtung beeinflusst werden zu können. Allerdings liegen hierzu noch zu wenige wissenschaftliche Untersuchungen vor.

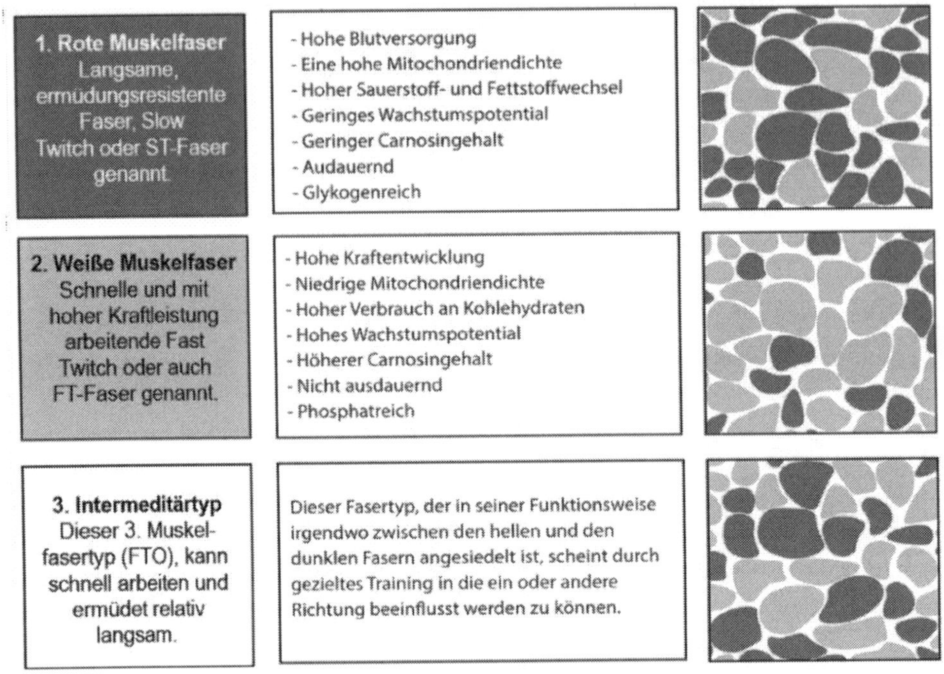

Abb. 3: Schaubild Muskelfaser

Die Herzmuskulatur

Jetzt wird es wieder interessant für dich, denn die Herzmuskulatur lässt sich sehr wohl indirekt durch Training stärken. Die nächsten Zahlen werden dich vom Hocker reißen, denn der Herzmuskel ist der einzige Muskel in deinem ganzen Körper, der völlig autonom, das heißt ohne Anweisung vom zentralen Nervensystem, arbeiten kann. Die Besonderheit liegt wohl auch darin, dass er sich selbst von innen heraus stimuliert und, ohne dabei zu ermüden, ein Leben lang arbeitet, insofern du ihn hegst und pflegst. In Wahrheit sind wir doch alle reich, denn dein Herz schlägt in einem durchschnittlich langen Leben etwa 2,8 Mrd. mal. Lass dir das auf der Zunge zergehen. Als ich diese Zahl zum ersten Mal hörte, habe ich sofort eine tiefe Dankbarkeit empfunden, die ihres Gleichen sucht. Damit du diese Dankbarkeit auch lange spüren kannst, habe ich dir im Folgenden ein paar Informationen zur Verfügung gestellt, die es dir ermöglichen werden, dein inneres Biest stark werden zu lassen. Während dein Herz also im Rhythmus deines Lebens schlägt, kannst du dich nach dieser Anleitung und dem dazugehörigen Training auch mal entspannt zurücklehnen und die Stärke deines inneren Motors erfühlen. Die Hauptaufgabe deines Herzens sollte dir schon klar sein. Es hält dich am Leben und fungiert als Schnittstelle zwischen Lungen- und Körperkreislauf. Sein Aufbau gewährleistet eine effiziente Umsetzung seiner Hauptaufgabe, dein Blut beständig durch den Körper zirkulieren zu lassen. Durch diese ständige Pumparbeit kann das Blut deine Organe mit Sauerstoff und wichtigen Nährstoffen versorgen und dein Überleben gewährleisten. Du solltest also tunlichst auf deine Herzgesundheit achten. Warum gerade die vegane Ernährung eine wichtige Rolle hierbei spielt, wirst du noch erfahren. Aber zunächst horchen wir noch ein wenig am Puls deiner Gesundheit und bewundern deinen inneren Motor. Das Herz eines gesunden Erwachsenen schlägt ungefähr 70-mal in der Minute und befördert pro Herzschlag etwas mehr als 70 ml Blut durch deine Adern. Oder, um es anders zu sagen, in jeder Minute deines Lebens rasen etwa 5 Liter Blut durch deinen Organismus. Für diesen komplexen Mechanismus verfügt deine Pumpe über ein Erregungsleitersystem. Das bedeutet, dass dein Herz sich selbst von innen heraus mit den elektrischen Impulsen versorgt, die es zum Arbeiten braucht. Dieser elektrische Impuls wird über den sog. Sinusknoten, der im rechten Vorhof sitzt, erzeugt. Von dort breiten sich die Impulse entlang der Vorhöfe und Kammern bis hin zur Herzspitze aus.[12]

In Abbildung 4 findest du den anatomischen Aufbau deines Herzens. Ich gehe in diesem Buch nicht näher auf die genaue Funktionsweise ein und es reicht aus, dass du den Aufbau einmal gesehen hast. Wichtiger ist die Tatsache, dass du, wie bereits erwähnt, auch dein Herz-Kreislauf-System trainieren kannst und das auch unbedingt solltest. Denn was bringt es dir, wenn du zwar noch quer durch den Türstock laufen kannst, aber nach vier Stufen auf dem Weg zur Liebsten innerlich kollabierst? Genau hier setzt das Kardiotraining und das High-Intensity-Training an, diese helfen dir dabei, deine Ausdauer zu erhöhen, dein Immunsystem zu stärken und deinen Herzmuskel so zu trainieren, dass er effizienter arbeitet und dadurch länger und gesünder für dich schlagen wird.

Anatomie deines Herzens

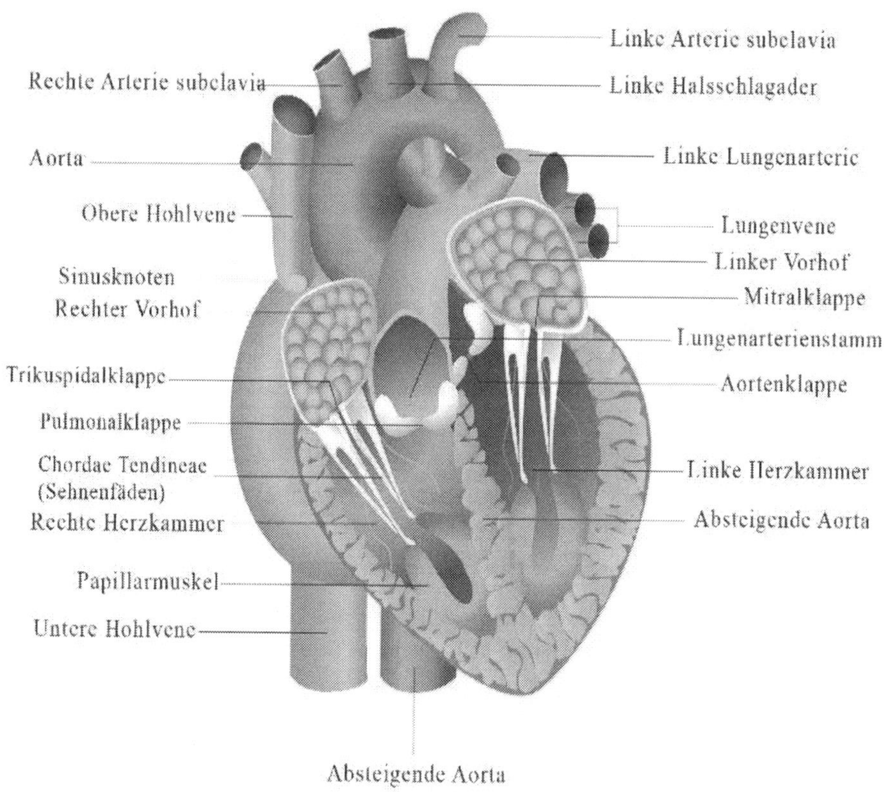

Abb. 4: Nachempfunden Prometheus Lernatlas der Anatomie: Innere Organe

[12] Prometheus – Lernatlas der Anatomie: Innere Organe, Michael Schünke, Erik Schulte, Udo Schumacher, erschienen 5. September 2018, Thieme Verlag, 5 Auflage

Hier ein paar Fakten über Sportlerherzen:

Die regelmäßige Bewegung hält dich dauerhaft fit und senkt dein Risiko um bis zu 30 %, an einer Herz-Kreislauf-Krankheit zu versterben. Das ist eine gigantische Quote, die in mehreren Studien verifiziert wurde.[13] Du findest weitere faszinierende Zahlen und Fakten zur Korrelation von Gesundheit und Ausdauersport im dazu erschienen Artikel des „British Journal of Sports Medicine". Ein weiteres Paper der „Cardiovaskular Disease Statistics" aus dem Jahr 2017 zeigt deutlich, dass allein in Europa 45 % aller Todesfälle auf Herzkrankheiten zurückzuführen sind. Die Präventionsmaßnahme Numero uno kennst du bereits. Also Hintern hoch und los. Doch was geschieht mit deinem Herzen, wenn du dich regelmäßig und ausdauernd bewegst? Erstaunliches, um es in einem Wort zusammenzufassen. Denn du bist dazu in der Lage, dein Herz von der Größe her beinahe zu verdoppeln, und zwar von 300 g auf 500 g. Dein Herzvolumen könnte sich so von etwa 600 ml auf nahezu 1.300 ml erweitern und damit effizienter und energiesparender das Blut durch deinen Körper pumpen. Aber damit nicht genug, denn die Kammerwände erfahren eine Verdickung um bis zu 20 % und das Schlagvolumen erhöht sich von etwa 60 auf bis zu 110 ml. Du siehst, Ausdauersport lohnt nicht nur, sondern sorgt für eine wortwörtliche Ökonomisierung deiner Pumpe. Die Folgen dieser physischen Veränderungen in ihrer Summe bewirken eine Blutdrucksenkung und die Abnahme deiner Herzfrequenz.

Direkter Vergleich der Herz-Werte bei Sportlern und Nichtsportlern

Herz-Wert	Ruhezustand Nichtsportler	Max. Belastung	Ruhezustand Ausdauersportler	Max. Belastung
Herzgewicht (Gramm)	300	300	500	500
Herzfrequenz (Schläge/Min)	80	180	40	180
Schlagvolumen (Milliliter)	70	100	140	190
Herz-zeitvolumen Liter/Min)	5,6	20	5,6	35
Sauerstoffauf-nahme (Liter/Min)	0,3	2,8	0,3	5,2

Abb. 5: Vergleich Sportler und Nichtsportler

Man hat schon tausend und einmal von ihnen gehört oder gelesen: Die fünf größten Risikofaktoren für deine Herzgesundheit. Trotz alter Laier erwähne ich diese dennoch an dieser Stelle, um das Bild einer

[13] Is running associated with a lower risk of all-cause, cardiovascular and cancer mortality, and is the more the better? A systematic review and meta-analysis, erschienen im British Journal of Sports Medecine – www.bjsm.bmj.com

gesunden und veganen Lebensweise zu vervollständigen. Die „Europäische Gesellschaft für Kardiologie" nennt folgende Faktoren als Hauptauslöser schwerer Herzkrankheiten:

- Bluthochdruck
- Rauchen
- Diabetes, ausgelöst durch Fettleibigkeit
- Hohes LDL-Cholesterin
- Niedriges HDL-Cholesterin

Es ist eigentlich selbstredend, dass genau diese Faktoren nach bestem Gewissen auch gemieden werden sollten. Wie aber bereits in der „Vegan Bibel" beschrieben, läufst du mit einer gesunden, veganen Ernährung nicht Gefahr, vier dieser Faktoren ausgesetzt zu sein. Solltest du rauchen, lass es sein! Ein wahres Biest raucht nicht, es trainiert![14] Mit dieser Ansage und deinem aufkommenden Verlangen, etwas über die Theorie des Trainings zu erfahren, starten wir ins nächste Kapitel.

---

[14] Mathias D. (2018) Ausdauersport und Herz. In: Fit und gesund von 1 bis Hundert. Springer, Berlin, Heidelberg. www.doi.org

Vermeide die 8 größten Fehler, die jeder beim Muskelaufbau macht

Da du nun zumindest an der Oberfläche der Sportmedizin gekratzt hast und somit mit theoretischem Wissen vollgepumpt wurdest und gut auf dein Training vorbereitet bist, ist es an der Zeit, in den Theorieteil deines zukünftigen Trainings einzusteigen. Denn auch hier können sich viele Fehler einschleichen, die dein Vorankommen massiv beeinträchtigen. Da dieses Buch dir auch praxisorientiert unter die Arme greifen soll, habe ich die acht häufigsten Fehler im Krafttraining zusammengefasst und so aufgearbeitet, dass du auf dem Niveau eines Fitnesstrainers agieren kannst. Beherzige diese Tipps und du wirst effizienter und zielgenauer trainieren.

1. Training ohne Plan

Der erste und häufigste Fehler diverser Trainingsbeginner ist, dass diese es kaum erwarten können und voller Elan ins Fitnessstudio fahren und ohne Anleitung oder Plan die Gewichte nur so umherwuchten. Aber Vorsicht! Du willst zum „Vegan-Beast“ werden, du bist noch keines und deshalb solltest du dir bewusst machen, dass jeder einmal mit kleinen, aber entscheidenden Schritten begonnen hat. Wir haben dir bereits in der „Vegan Bibel“ Patrik Baboumian, den stärksten Mann Deutschlands vorgestellt. Ja! Er ist mit Leib und Seele Veganer. Dieser Auszug soll dich daran erinnern, dass alles möglich ist und es deiner Entscheidung obliegt, die Veränderung wahr werden zu lassen: „Wir befinden uns auf dem vegan-vegetarischen Sommerfest in Berlin. Es ist ein heißer Spätsommertag und Patrik straft alle Leugner und Zweifler des veganen Kraftsports ab, indem er einen neuen Weltrekord aufstellt und das unglaubliche Gewicht von 555 kg über zehn Meter auf seinen Schultern lastend über den Boden zieht. Als Antwort auf die Frage, wie so etwas möglich sei, entgegnet der Kraftsportler abgeklärt. aber besonnen, »Die stärksten Tiere sind Pflanzenfresser: Gorillas, Büffel, Elefanten und ich.«“.[15] Falls du die „Vegan Bibel“ noch nicht gelesen hast, empfehlen wir dir, dies nachzuholen und dir ein fundiertes Wissen über die vegane Ernährung anzueignen. Jedenfalls hat auch dieser Hüne nicht von heute auf morgen und ohne fundierten Trainingsplan eine derartige Kraft entwickelt. Mach dir bitte bewusst, dass alles, wofür es sich im Leben lohnt, zu kämpfen, auch mit Kampf verbunden ist und du auf deinem Weg in die Rolle hineinwachsen wirst. Wenn du also einen gesunden und kraftvollen Körper aufbauen willst, dann solltest du dir einen ordentlichen Trainingsplan erstellen lassen oder einen solchen mit deinem neuen Wissen selbst erstellen. Der Plan ist die eine Sache, die Umsetzung hingegen eine ganz andere. Das Wichtigste auf dem Weg zum Erfolg ist die Umsetzung deiner gesetzten Pläne. Alles Weitere lernst du auf dem Weg dorthin.

---

[15] Aus der Vegan Bibel: Erste Auflage, S. 87-88.

2. Der Verzicht auf ein Warm-Up und Dehnübungen

Gerade Anfänger sind oft der Ansicht, dass ein ordentliches Warm-Up überbewertet ist, und starten deshalb lieber „kalt" ins Training, ohne die Muskeln vorher aufgewärmt zu haben. Dieser Fehler kann jedoch fatale Folgen haben und zu schwerwiegenden Verletzungen führen. Durch ein gut durchdachtes Warm-Up bereitest du deine Muskeln, Gelenke, Bänder und Sehnen auf die erhöhte körperliche Belastung während des Trainings vor und machst sie so weniger anfällig für Verletzungen oder Verschleiß. Nach Jahren eigener Erfahrung im Kraftsport kann ich dir nur wärmstens ans Herz legen, was Experten schon seit Dekaden predigen: Ein gutes Warm-Up ist essenziell für deinen Erfolg und dient als Prävention vor Schäden und Verletzungen, auch chronische verhinderst du so effektiv. Nimm dir also diese kurze Zeit, um den besten Weg für dich zu finden, denn verletzt wirst du deinen Traumkörper nicht erreichen und das willst du doch, oder? Dann schwing dich vor dem Training aufs Laufband, auf den Crosstrainer oder das Fahrrad und mach dich für mindestens 10 Minuten in moderatem Tempo warm. Oder für die ganz Verrückten unter euch: Lasst doch einfach mal das Auto stehen und joggt oder radelt zum Fitnessstudio. Das passt dann auch schön zum Moralkompass und statt muffiger Studioluft weht euch eine schöne Brise um die Nase. Jetzt weißt du, dass du dich unbedingt aufwärmen und dehnen solltest, wir verraten dir natürlich auch, wie, und beziehen uns auf den neuesten Stand der Sportmedizin.

2.1 Physiologische Grundlage

Durch das Aufwärmen regst du deine Muskeln an und infolgedessen steigt auch deine Körpertemperatur. Hierbei gilt die Regel: 1°C erhöhte Muskeltemperatur sorgt für etwa 2 bis 5 % Leistungssteigerung. Doch was passiert eigentlich in deinem Inneren, während du dich aufs Training vorbereitest? Durch die Erhöhung der Körpertemperatur passt sich dein Körper vielfältig an die Veränderung an:

- Nerven, Bänder und Sehnen werden nachhaltig gedehnt, was das Verletzungspotential minimiert und deinen Bewegungsapparat ökonomischer werden lässt.
- Deine Stoffwechselgeschwindigkeit erhöht sich. Damit wird der erhöhte Energiebedarf mehr als nur gedeckelt.
- Deine Nerven- und Muskelleitgeschwindigkeit erhöht sich. Du kannst Signale vom Gehirn nun etwa 5 bis 12 % schneller verarbeiten.
- Dein Herz- und Atemvolumen steigen an und damit auch die Sauerstoffaufnahme. Diese dient dazu, das beim Start entstehende Sauerstoffdefizit auszugleichen.
- Zu guter Letzt erhöht sich durch die steigende Temperatur auch die Abgabe von Sauerstoff an dein Gewebe, was den Trainingseffekt überhaupt erst ermöglicht.

2.2 Wie sollte dein Warm-Up aussehen?

Ein entscheidender Faktor ist auch hier ein gut durchdachtes Gleichgewicht, und zwar das zwischen der idealen Belastungsintensität und deiner Ermüdung. Ist deine Intensität zu gering, wirst du das volle

Potential der Aufwärmübung nicht ausschöpfen, und ist deine Ermüdung zu groß, wird deine Leistung darunter leiden. Du solltest dich langsam herantasten und eine wachsende Routine daraus erschaffen.

Dauer

Die Dauer deines Warm-Ups hängt selbstverständlich von deinem aktuellen Trainingszustand ab und sollte dementsprechend über die Zeit etwas nach oben angepasst werden. Außerdem solltest du die Umgebungstemperatur beachten. Je höher die Temperatur und die Luftfeuchtigkeit ist, desto kürzer solltest du dein Aufwärmtraining gestalten. Die Frage der Dauer hängt zudem von weiteren Faktoren, wie Alter und Gesundheitszustand, ab und ist daher nicht ganz einfach zu beantworten. Experten sind sich jedoch einig, dass 15 Minuten einen guten Richtwert darstellen, um eine konstante Körperkerntemperatur zu halten.

Intensität

Hierbei sollte dein Fokus darauf liegen, als Erstes deine großen Muskelgruppen mit lockeren Übungen zu erwärmen. Am besten eignet sich dafür das altbewährte Laufband oder der Asphalt vor deiner Türe. Denke daran, die Intensität auch während des Aufwärmens leicht zu steigern. Vergiss außerdem deine Dehnübungen nicht und achte darauf, diese dynamisch statt statisch zu gestalten. Am besten eignet sich hierfür ein leichtes Yoga-Programm am Ende deines Warm-Ups. Solltest du noch nie Yoga gemacht haben, kann ich dir nur wärmstens den YouTube-Kanal von Mady Morrison ans Herz legen. Sie ist eine Frau vom Fach und gestaltet die Übungen sehr anfängerfreundlich und motiviert durch ihre sehr sympathische Art zum Dranbleiben. Yoga kann viele weitere positive Effekte auf deine Gesundheit haben und es macht einen riesigen Spaß.

Erholung und Auskühlung

Nach dem Warm-Up sollte eine kleine Regenerationsphase eingeplant werden, um den Energiespeicher wieder aufzufüllen und das entstandene Laktat abzubauen. Was es damit auf sich hat, wirst du im späteren Verlauf noch erfahren. Diese kurze Erholungsphase sollte nicht zu lange dauern, da der Erwärmungseffekt ansonsten verloren geht. Ich habe gute Erfahrungen mit etwa fünf Minuten gemacht. Während dieser Phase solltest du dir unbedingt etwas Warmes überziehen, um das Auskühlen abzumildern bzw. ihm entgegenzuwirken.

Mentale Stärke

Einer der wohl wichtigsten Faktoren für deinen Erfolg stellt dein Mindset dar. Deine mentale Stärke wird langfristig darüber entscheiden, ob du dein Ziel erreichen und wie lange du dafür brauchen wirst. Du solltest diesen Punkt also keineswegs unterschätzen. Im Gegenteil! Mache es dir zur Angewohnheit, an deinem Mindset zu arbeiten, und überlege dir speziell für deine Trainingsroutine Affirmationen, die du immer wieder innerlich wiederholst. Du kannst deine Trainingsroutine mit Affirmationen einleiten und dich innerlich auf das Training vorbereiten. Die Macht verschiedener Mentaltechniken ist bereits in vielen Studien bestätigt worden. Insbesondere unter Hochleistungssportlern ist diese Praxis sehr gängig. Gute Affirmationen findest du auf YouTube. Neben dieser mentalen Technik gibt es viele weitere und ich empfehle dir, dich diesbezüglich weiterzubilden. Es würde den Rahmen sprengen, hier alles aufzuführen.

Es sei nur so viel gesagt, Energie folgt dem Fokus und genau deswegen wird deine Reise des emphatischen Kriegers im Innen beginnen und nicht im Außen.

3. Quantität statt Qualität

Ich persönlich kann es sehr gut nachvollziehen, dass man schnell viel erreichen möchte und das am besten mit so wenig Aufwand wie möglich. Ich bin selbst ein eher ungeduldiger Mensch und verstehe diesen Wunsch nur allzu gut. Lass dir aber gesagt sein, dass alles im Leben, wofür es sich lohnt, zu kämpfen, einer gewissen Geduld und Ausdauer unterliegen muss. Stell dir diesen Reifeprozess anhand einer Analogie zur Weinherstellung vor. Wie ein guter, über die Jahre gereifter Wein möchtest du auch nicht ganz unten im Regal des Lebens beim billigen Fusel stehen. Nein, du möchtest ganz nach oben und gesehen werden. Gerade beim Training ist es wichtig, diese Geduld aufzubringen und deine Fähigkeiten nachhaltig zu verbessern. Es ist also ein Trugschluss, dass viel auch immer viel hilft. Gerade bei Anfängern beobachte ich immer wieder, dass Bewegungen unsauber ausgeführt werden. Mach diesen Fehler nicht! Es ist nicht wichtig, so viele Wiederholungen wie möglich zu schaffen und das Maximum an Gewicht zu bewegen. Viel wichtiger ist die Ausführung der Übung. Du solltest darauf achten, nicht in Ausweichbewegungen zu verfallen, denn sonst war es das mit dem gewünschten Trainingseffekt und deine Muskeln werden gar nicht bis langsam wachsen. Gleichzeitig steigt die Gefahr, dass du dich durch die falschen Ausführungen verletzt und deine Wirbelsäule und Gelenke falsch belastet werden. Deshalb achte nicht darauf, wie viel die „Budenpumper" auf ihre Hantelstange packen, sondern bleib voll und ganz bei dir und konzentriere dich auf dein Training. Das Vergleichen ist das Ende des Glücks und der Anfang der Unzufriedenheit. Beobachte nur dich und deine Erfolge und du wirst sehen, wie schnell es dann doch gehen kann. Bleib einfach dran.

4. Falsches Trainingsgewicht

Diesen Punkt führe ich an dieser Stelle noch einmal gesondert auf, weil er so enorm wichtig ist. Du weißt nun schon, dass zu viel Gewicht fatale Folgen für dich haben kann, aber wie sieht es eigentlich mit zu wenig Gewicht aus? Ja, auch das ist möglich. Die Vorsichtigen unter euch werden sich vielleicht zu Beginn nicht an die Erschöpfungsgrenze des Muskels heranwagen und lieber mit zu geringem Gewicht beginnen, um Fehler zu vermeiden. Bei zu geringem Gewicht wird der Trainingsreiz allerdings ausbleiben und deine Muckis bleiben klein. Der Punkt ist aber der, dass Fehler zum Lernen geschaffen wurden und du mit dieser Anleitung bereits aus vielen Fehlern anderer Menschen lernen darfst. Sei mutig und nicht übermütig. Du willst deine Muskeln nicht verletzen, aber durchaus fordern. Experimentiere mit dem Gewicht und finde dein Anfangsgewicht. Aber wie findest du dein optimales Trainingsgewicht? Dafür ist es wichtig, zu wissen, dass es zu deiner Zielmuskulatur passen muss. Das bedeutet, dass du beispielsweise für ein Schulter- oder Armtraining weniger Gewicht benutzen solltest als für den heiß ersehnten „Legday". Die Größe der jeweiligen Muskelgruppen muss selbstverständlich mit in deine Überlegungen einfließen. Es liegt auf der Hand, dass deine Beinmuskulatur das schwerere Gewicht bewegen kann und dementsprechend auch sollte. Welches Gewicht du allerdings genau für dich ermittelst, habe ich dir anhand einer bewährten Methode herausgearbeitet:

4.1 Tipp – Die ILB-Methode

Mit dieser Methode kannst du als Anfänger, aber auch als Wiedereinsteiger dein optimales Trainingsgewicht bestimmen. Der Fokus liegt bei der „Individuellen Leistungsbild-Methode“, wie der Name es schon sagt, darauf, dass du dein individuelles Gewicht ermittelst und so einen sinnvollen Einstieg in die wunderbare Welt des Krafttrainings findest. Auch hier gilt zunächst, den Körper ordentlich auf Kurs zu bringen. Soll heißen: Vergiss dein Aufwärmtraining nicht. Danach kannst du loslegen und alle Übungen, für die das individuell optimale Trainingsgewicht ermittelt werden soll, anhand von drei Sätzen erproben. Ob du dein optimales Gewicht erreicht hast, merkst du daran, dass du den jeweiligen Satz mit kontrollierter und sauberer Technik, bei ausreichender Anstrengung, ausführen kannst. Dabei solltest du 10-14 Wiederholungen pro Satz bewältigen können. Auf diese Weise findest du zuverlässig dein Einstiegsgewicht.

5. Keine Satzpausen

Hast du dich schon öfter dabei erwischt, dass du bei vorherigen Trainings nicht auf eine klare Zeiteinteilung geachtet oder auch einfach dein Zeitgefühl während des Workouts verloren hast? Mach dir keinen Kopf, das geht vielen so. Mir auch! Mach dir aber bewusst, dass auch die Einteilung der einzelnen Sätze eine wichtige Voraussetzung für deinen Trainingserfolg ist. Das bedeutet, dass du zwischen den Sätzen unbedingt Pausen einbauen solltest, da dein Körper so seine Energiespeicher auffüllen kann, das angesammelte Laktat verringert wird und Kraft für den nächsten Satz gesammelt werden kann. Nimm dir deshalb unbedingt genügend Zeit für dein Training und halte deine Satzpausen ein. Hierbei ist die Dauer der einzelnen Pausen wichtig. Sind diese zu kurz, dann kann es sein, dass dein Energiespeicher noch nicht ausreichend regeneriert ist. Sind die Pausen zu lang, kann es dir passieren, dass deine Muskeln zu sehr abkühlen und du deine PS nicht mehr vollends auf die Straße bringst. Um das Optimum aus dir heraus zu kitzeln, sollten deine Satzpausen an dein Trainingsziel angepasst werden. Trainierst du auf deine Maximalkraft hin, benötigt dein Körper eine längere Pause von bis zu fünf Minuten. Trainierst du hingegen auf die maximale Ausdauer deiner Muskeln hin, reichen für gewöhnlich schon 30-60 Sekunden, um deinen Speicher wieder zu füllen. Stelle dir am besten je nach Trainingsart einen Timer und du wirst langfristig ein Gefühl dafür entwickeln. Für maximale Muskelmasse solltest du zwei bis drei Minuten lang pausieren.

6. Gewohnheit beim Training

Wenn du längere Zeit nach deinem Trainingsplan trainierst, passt sich deine Muskulatur den gegebenen Reizen an und sie wird dadurch stärker und ausdauernder. Solltest du also merken, dass der gesetzte Trainingsreiz nicht mehr genügt, um dich ausreichend zu fordern, ist es an der Zeit, das Gewicht nach oben zu korrigieren. Stichwort:Progressive Belastungssteigerung. Es existieren aber noch andere Möglichkeiten, einen neuen Trainingsreiz zu setzen. Du kannst stattdessen auch einfach die Wiederholungen der einzelnen Sätze steigern oder gleich ganze Sätze hinzufügen. Außerdem kannst du deiner Trainingsroutine eine gewisse Varianz verleihen, indem du zwischendrin vom Gerätetraining zu freien Übungen wechselst. Eine weitere Möglichkeit ist es, deine Pausenzeiten zu verkürzen. Du solltest dabei stets dein Pensum im Blick behalten und für eine kontinuierliche Verbesserung deiner Leistung sorgen. Um voranzukommen, ist es wichtig, dass du nach ein paar Monaten neue Übungen integrierst und deinen Trainingsplan individuell an deine Bedürfnisse anpasst.

7. Kein Cool-Down

Mit dem Cool-Down signalisiert du deinem Körper, dass die enorme Belastung beendet ist und er langsam, aber sicher herunterfahren darf. Physiologisch bedeutet das, dass deine Muskeltemperatur sich wieder nach unten reguliert und deine Herz- und Atemfrequenz diesem Beispiel folgen, um die während dem Training aufgebauten Stoffwechselprodukte abzubauen. Ebenfalls wandeln sich die aufgebauten Stresshormone, wie Cortisol, Noradrenalin und Adrenalin, langsam in das Wohlfühlhormon Serotonin um. Dein internes Belohnungssystem wird dir deinen Einsatz also danken. Außerdem wird mit einem gut durchdachten Cool-Down die Regeneration angekurbelt und du reduzierst die Gefahr, einen Muskelkater oder gar Krämpfe zu erleiden. Schwing dich für 8-10 Minuten aufs Ergometer und laufe dich langsam aus. Das reicht völlig aus! Willst du dir etwas ganz Besonderes gönnen, kannst du dich nach dem Ergometer noch mit der Faszienrolle austoben. Welche Vorteile das für dich hat, erfährst du im praktischen Teil dieses Buches.

8. Zu wenig Regeneration

Ein weiterer Faktor, der dir gerade zu Anfang gleich bewusst sein sollte, ist, dass du deinen anfänglichen Elan einteilen solltest. Denn gerade, wenn wir mit neuen Vorsätzen beginnen, wie beispielsweise regelmäßigem Training, sind wir häufig übermotiviert und wollen zu viel auf einmal. Doch bewahrre die Geduld und habe Verständnis, dass deine Muskeln nicht während dem Training wachsen, sondern in der Erholungsphase. Richtig gelesen! Deine Muskeln benötigen eine ausreichende Zeit an Regeneration. Wenn du deinem Körper keine Zeit einräumst, in der er sich erholen kann, dann wirst du dein hohes Pensum nicht dauerhaft aufrechterhalten können und das schlägt sich sehr negativ auf deine Motivation und deine Ergebnisse allgemein nieder. Um deinen Fortschritt zu maximieren und deinen Körper auf effizienteste Weise zu formen, habe ich dir die beste „Regenerationstechnik" herausgesucht und aufgearbeitet. Das Zauberwort heißt „unvollständige Regeneration". Damit meine ich, du sollst deinem Körper ausreichend Zeit für die Erholung einräumen, ihn aber progressiv auf neue Reize vorbereiten. Das bedeutet, dass nach ausgiebiger Erholung dein Energiespeicher gefüllt sowie der Wachstumsreiz und der neue Reiz innerhalb dieser Phase gesetzt werden sollten. Denn diese physiologischen Ereignisse sind in ihrer Addition dafür verantwortlich, dass dein Organismus sich an die Reize anpassen kann und deine Muskeln wachsen. Nach intensiven Trainingsphasen kehren die beanspruchten Funktionssysteme, wie dein Herz-Kreislauf-System, dein Bewegungsapparat, dein Lungenvolumen und etliches mehr, in zeitlich verschobener Abfolge in ihren Ausgangszustand zurück. Dieser Zeitpunkt, an dem dein Körper die Wiederherstellungsvorgänge abgeschlossen hat, wird auch als Superkompensation bezeichnet. Hierbei handelt es sich um eine Anpassungsreaktion deines Körpers an die belastungsinduzierten Reize, die deinen Körper kurzzeitig in eine Stresssituation versetzen und deine Leistungsfähigkeit über das Ausgangsniveau erheben. An diesem Punkt ist es an der Zeit, den nächsten Trainingsimpuls zu setzen. Nach einer Trainingseinheit ist es wichtig, dir die notwendige Ruhe zu gönnen. Die Faustregel schlägt einen Ruhetag zwischen den Einheiten vor. Auch während des Trainings kommt es zur Superkompensation, wie du an nachfolgender Grafik erkennen kannst. Wann der Punkt der Superkompensation innerhalb des Trainings erreicht ist, kannst du an deinem Körper erfahren. Lerne, auf ihn zu hören.

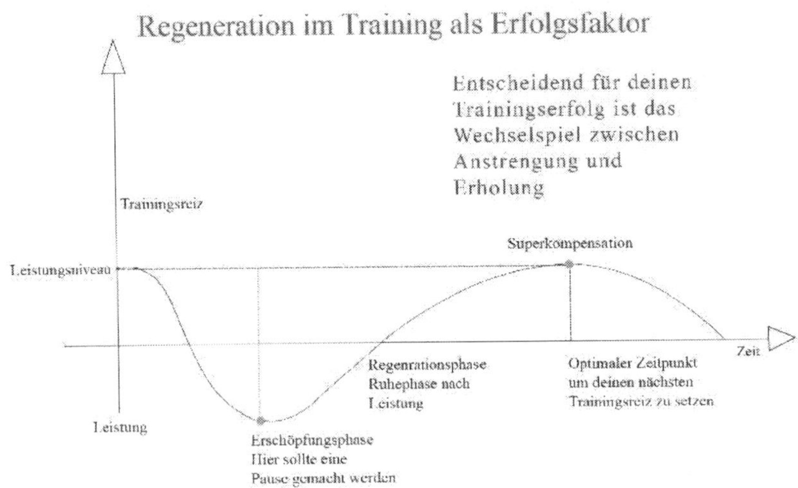

Abb. 6: Schaubild Superkompensation

Mit diesen 9 goldenen Regeln besiegst du deinen inneren Schweinehund für immer

Jeder kennt ihn, den berühmt berüchtigten inneren Schweinehund, diesen üblen Feind unseres Erfolges. Diese leise, aber feine Stimme, die dafür sorgt, dass die Couch nach einem harten Arbeitstag noch bequemer aussieht. Jeder von uns kennt das Gefühl der Lustlosigkeit und der Resignation. Wir wissen ganz genau, was zu tun wäre, um unseren Zielen näher zu kommen, und trotzdem wehrt sich dieser innere Mistkerl immens und verhindert nur allzu oft das eigene Vorankommen. Glaube mir, jeder erfolgreiche Mensch kennt dieses Problem.Der Unterschied zwischen ausgesprochen erfolgreichen Menschen und denjenigen, die es nur sein wollen, aber nicht bereit sind, die notwendigen Schritte zu gehen, ist zu einem großen Teil der Umgang mit dem eigenen Schweinehund. In diesem Kapitel wirst du 8 wirklich simple Tricks an die Hand bekommen, die dir dabei helfen werden, deinen Schweinehund ein für alle Mal in seine Schranken zu weisen. Beherzigst du diese Tipps und setzt diese in deinem Alltag um, wirst du nie wieder Probleme damit haben, geradlinig an deinen Zielen zu arbeiten und diese auch Schritt für Schritt zu erreichen. Auch wenn es banal klingen mag, aber das ist vermutlich mit Abstand der wichtigste Punkt in deinem Leben, der dir dabei helfen wird, deinen Schweinehund zu besiegen.

Finde dein warum

Mach dir klar, warum du etwas verändern willst. Stell dir vor, die zukünftig beste Version deiner Selbst sitzt an einem schönen Sommertag auf der eigenen Veranda und denkt an diesen Tag zurück. An welchen Tag, fragst du dich? Na, an diesen herrlichen Tag, an dem du dir klar gemacht hast, was du eigentlich vom Leben erwartest und erreichen möchtest und wann du deine Träume verwirklicht haben wirst. Frage dich, warum du trainieren und dein inneres Biest nach außen kehren willst. Geht es dir darum, einen vitalen und gesunden Körper zu haben? Oder darum, die Frauen zu beeindrucken? Geht es dir darum, wieder in deine Lieblingshose zu passen oder darum, disziplinierter und zielstrebiger im Leben zu werden? Fasse dich so genau wie möglich und schreibe dein „Warum" nieder.

Dein „Warum" ist das wirkungsvollste Instrument auf deiner Reise zum Erfolg. Es hilft dir dabei, das Ziel nicht aus den Augen zu verlieren und auch in schwierigen Zeiten durchzuhalten. Denn ohne Herausforderungen wirst du nicht wachsen. Dein „Warum" stellt also die Basis deines Erfolges dar. Halte dein Warum mit Hilfe der folgenden SMART-Methode schriftlich fest.

S = Spezifisch: Formuliere dein Ziel so genau wie möglich. Was möchtest du ganz genau erreichen? Schreibe im Präsens und nutze die Ich-Form. Das wird es deinem Unterbewusstsein erleichtern, deine Ziele als realistisch einzustufen.

M = Messbar: Drücke dein Ziel so aus, dass es einen messbaren Wert enthält. Wie viele Kilogramm möchtest du genau verlieren? Wie viel Muskelmasse möchtest du genau aufbauen? Gib deinen Zielen quantifizierbare Werte!

A = Angemessen: Wähle ein Ziel aus, welches zu dir und deinem Alltag passt. Wenn du noch ganz am Anfang deines Vorhabens stehst, überlege dir, was möglich ist und wie du es erreichen kannst.

Tipp: Als Anfänger kannst du in den ersten drei Monaten etwa ein Kilogramm Muskelmasse aufbauen.

R = Realistisch: Bei deinem Ziel sollte es sich um eine realistische und erreichbare Größe handeln. Es wird dir nichts bringen, unerreichbare Ziele anzuvisieren. Mach dir klar, dass dein Körper Grenzen hat. Ist dein Ziel unrealistisch, wirst du es zum einen schlicht nicht erreichen und zum anderen wird deine Motivation sehr schnell flöten gehen.

T = Terminiert: Setze dir eine eindeutige Frist, an der du dein Ziel erreicht haben möchtest. Es bringt nichts, wenn du zwar definierst, was du erreichen willst, aber nicht, zu welchem Zeitpunkt. Eine realistische, aber eindeutige Terminierung macht zwar etwas Druck, aber setzt somit auch eine gewisse Disziplin von dir voraus, dein Ziel nicht ewig vor dir herzuschieben.

Deinen Erfolg fühlen

Vielleicht hast du schon einmal etwas von der Erfolgspraxis der Visualisierung gehört. Spätestens seit dem Kassenschlager „The Secret“ ist diese Technik beinahe in aller Munde. Diese Technik besagt, dass du dir dein Ziel als bereits erreicht vorstellen solltest. Dabei ist es wichtig, deine Vorstellung anhand aufgeladener Emotionen so realistisch wie möglich zu gestalten. Spitzensportler verwenden diese Technik bereits seit Dekaden vor wichtigen Wettkämpfen. Deine Ziele zu visualisieren wird deinem Unterbewusstsein dabei helfen, das Ziel zu verinnerlichen und als wahr einzustufen. Dein Unterbewusstsein unterscheidet hier nicht zwischen wirklich erlebt und vorgestellt, da dieselben Hirnregionen stimuliert werden. Stichwort Neuroplastizität. Für dich soll nur wichtig sein, dass du das Prinzip verstanden hast. Hier ein kleiner Einstieg – stell dir folgende Fragen: Wie wird es sich anfühlen, wenn du dein Ziel erreicht hast? Wirst du endlich wieder in deine Lieblingsjeans passen? Wirst du endlich das Gewicht stemmen, was du schon so lange wuppen wolltest? Stelle dir genau vor, was sich verändert hat, wie du dich dabei fühlst, wie du aussehen wirst, wo du bist und mit wem. Hole deine Wunschvorstellung in die Gegenwart, so, als würdest du den Idealzustand gerade erreichen. Je mehr Emotionen an deiner Vorstellung haften, desto wahrscheinlicher wirst du dein Ziel auch erreichen.

Suche dir Vorbilder

Erarbeite dir anhand deiner Zielsetzungslisten ein Vision-Board. Suche dir Fitness-Profis heraus, die deinem Idealbild von dir selbst am besten entsprechen, drucke dir Bilder von diesen aus und hänge diese auch an dein Vision Board. Verteile diese Bilder an Orten, an denen du dich oft aufhältst, um dich stets daran zu erinnern, was du erreichen willst. Hierbei kannst du auch tief in die Trickkiste greifen und per Photoshop deinen Kopf auf den idealen Körper montieren. Hauche deinen Zielen Leben ein. All das hält dich bei Laune, wenn es mal schwierig werden sollte, und hilft dir, die Motivation nicht zu verlieren. Mach dir klar, dass du Schöpfer deines Lebens bist! Nicht die Umstände, nicht deine Herkunft und ganz sicher nicht die anderen. Du bist für dein Leben verantwortlich, sonst niemand. Sei dir dessen bewusst, dass nur du dein Leben verändern kannst. Nicht das Schicksal, keine Fügung, kein neuer Partner oder eine gute Fee, nur du! Mit diesem Wissen kannst du deinem inneren Schweinehund auf seinen Platz verweisen. Dabei ist es egal, wie oft er noch versuchen wird, dich von deinem Kurs abzubringen. Du wirst stärker sein und dir langfristig Erfolgsgewohnheiten aufbauen. Je mehr du die Entscheidungen für deinen Körper und für deine Fitness triffst und in deinen Alltag integrierst, desto stärker werden diese Gewohnheiten und desto härter wird es für deinen Schweinehund, dich von deinen Zielen abzubringen.

Veranschauliche deine Erfolge

Wie du schon gelernt hast, solltest du dir dein großes Ziel in kleinere Etappen aufteilen und diese Stück für Stück erreichen. Der Vorteil liegt auf der Hand. Du musst nicht auf den Sankt Nimmerleinstag warten, um die ersten Erfolge zu sehen und lernst so ganz nebenbei deine Grenzen kennen, die du nachhaltig erweitern darfst. Klingt das nicht gut? Das Beste an einem Plan ist doch, sich daran zu halten und eine geschaffte Trainingseinheit abzuhaken. Schreibe dir alle Einheiten auf und setze einen Haken dahinter! Spürst du jetzt schon das Verlangen, dich zu verbessern? GUT! Denn darum sollte es dir wirklich gehen. Kein Mensch auf der Welt kommt als Experte auf die Welt und kann den geraden Weg zum Erfolg gehen. Die Hürden und Herausforderungen gehören einfach dazu und da ist es natürlich sehr schön, sich auch für die kleinen Schritte zu feiern und dabei nicht zu vergessen, dass man genau mit diesen weiterkommt, als wenn man stehen bleiben würde. So einfach funktioniert Erfolg. Genial, nicht wahr? Also sollte der Schweinehund mal wieder unruhig werden und dich nerven wollen, erinnere dich an das, was du bisher alles erreicht hast. So kultivierst du gleichzeitig deine Dankbarkeit und dein Selbstbewusstsein.

Setze dich selbst an die erste Stelle

Richtig gelesen! An diesem Punkt ist es an der Zeit, auch mal Tacheles zu sprechen. Wer ist der Mensch, der dir am nächsten ist? Natürlich du und das hat rein gar nichts mit Egoismus zu tun, sondern mit gesundem Selbstbewusstsein. Wir wollen alle von anderen gemocht werden und Liebe erfahren. Am besten geht das, wenn wir uns zunächst auf uns selbst konzentrieren und dafür sorgen, dass wir die beste Version unserer Selbst werden. Auf diese Weise helfen wir anderen Menschen dabei, es uns gleich zu tun. Lass dich also nicht von deinem Ziel ablenken und halte den Fokus. Denn es kann immer wieder passieren, dass sich dein Umfeld zwischen dich und deine Ziele drängt, sei es ein spontanes Essen mit Freunden an deinem Trainingstag oder eine zusätzliche Aufgabe, die dein Kollege auf dich abwälzen will. Solange es sich für dich um einen Kompromiss handelt und du nicht aus freien Stücken zustimmen würdest, ist es wichtig, dass du lernst, auch mal „Nein“ zu sagen und dein eigenes Ziel an erste Stelle zu setzen. Wenn es die richtigen Freunde sind, zeigen sie auch Verständnis für dein Vorhaben und die damit verbundene Sozial-Askese. Es ist überschaubar, ab wann du wieder Zeit haben wirst. Biete deinen Freunden Alternativ-Termine an, wenn du an dem besagten Tag noch zu trainieren hast. Du bist niemandem etwas schuldig außer dir selbst. Schließlich bist du nur dir gegenüber eine Verpflichtung eingegangen. Sieh deinen Plan als eine Art Vertrag mit dir selbst. So machst du dich selbst zur Priorität in deinem Leben und beendest die Tyrannei deines inneren Schweinehundes ein für alle Mal. Natürlich wirst du im Alltag immer mal wieder vor

Herausforderungen gestellt, die dich daran hindern werden, deine Pläne strikt umzusetzen. Deshalb ist es wichtig, dass du dir im Vorhinein überlegst, welche Probleme auftreten können und wie du diese am besten löst bzw. mit ihnen umgehen wirst. Entscheidend ist nicht, was dir im Leben widerfahren wird, sondern, wie du darauf antworten wirst. Wenn du es abends häufig nicht zum Training schaffst, dann wähle eben eine andere Tageszeit. Denke pragmatisch und lösungsorientiert. Sollte sich dein Schweinehund trotzdem zwischendurch melden, und das wird er, schenke ihm keine Beachtung, denn du wirst sehen, wie schnell sich dein Körper daran gewöhnt und wie schwer es für ihn wird, dich vom Kurs abzubringen.

Merke:
Übe dich darin, in jeder Situation ruhig zu bleiben und deine Lösungsansätze ordentlich abzuwägen. Das erspart dir unnötigen Ärger und du behältst stets die Kontrolle über dein Leben.

Es werden alltägliche Problemchen auf dich einprasseln, die in Verbindung mit deiner bisherigen Konditionierung dafür sorgen werden, deinen inneren Schweinehund wach zu kitzeln. Das Zauberwort für derartige Situationen heißt „Vorbereitung". Komme dieser fiesen Nervensäge einfach zuvor! Stell dir folgende Situation vor: Du wachst morgens auf und kaum als du die Augen aufgeschlagen hast, wird dir bewusst, dass es sich um einen dieser Tage handelt, an denen du dich lieber noch zehn Mal umdrehen würdest, als voller Elan aus dem Bett zu springen und mit einem breiten Lächeln in den Tag zu starten. Kennst du das? Glaub mir, ich auch und das nicht zu knapp. Wir alle kennen diese Situation. Natürlich gibt es ihn, den frühen frohen Vogel, der am besten gleich nach dem Aufstehen die Welt aus den Angeln heben möchte. Wenn du einer dieser Menschen bist, Gratulation, wenn du aber wie ich zu der Mehrheit der Menschen zählst, wirst du vermutlich eine Anlaufphase benötigen, um ein ähnliches Level an Tatendrang zu entwickeln. Solltest du also planen, direkt in der Früh ins Fitnessstudio zu gehen, achte zunächst auf deinen Rhythmus und setzte den Termin nicht zu früh an, um dich langsam an früheres Aufstehen heranzutasten. Wenn du einen dieser Tage erleben solltest, kannst du deinem Schweinehund zuvorkommen, indem du beispielsweise dein Trainingsoutfit direkt neben dein Bett auf das Nachtkästchen packst. So wird es das Erste sein, dass deine müden Augen erblicken werden, und es wird dir sehr schwerfallen, dein Vorhaben zu ignorieren.

Das hat zweierlei Gründe. Während des Aufwachprozesses befindet sich dein Gehirn noch in dem sogenannten Alpha-Zustand, der dein Tagesbewusstsein einleitet. Dieser Zustand stellt eine Art Brücke zwischen deinem Unterbewusstsein und deinem Wachbewusstsein dar und ermöglicht es dir, Informationen leichter in dein Unterbewusstes zu transportieren. Wenn du nun in dieser Phase als Erstes dein Vorhaben neben dir geparkt siehst, wird es dir leichter fallen, dich an deinen Plan zu halten, weil du die ganze Power deines Unterbewusstseins auf deiner Seite hast. Der zweite Grund ist das schlechte Gewissen, dass dich quälen wird, wenn du diese Signale ignorierst. Allerdings musst du eines beachten, wo es einen Alpha-Zustand nach dem Aufwachen gibt, da gibt es auch einen Beta-Zustand, der ohne Visualisierung häufiger eintritt. Du kannst den Unterschied daran festmachen, dass du dich im Alpha-

Zustand sehr gut an deine Träume erinnern kannst und im Beta-Zustand quasi sofort wach bist und dies nicht kannst. Wie deine Muskeln, kannst du auch dein Gehirn darauf trainieren, häufiger in dem gewünschten Modus aufzuwachen. Wie du das genau machst, ist ein anderes Thema und würde ein weiteres Buch füllen. An dieser Stelle gibt es eine kleine Abkürzung für dich: Übe dich in Visualisierung und das gewünschte Ergebnis wird häufiger eintreten. Dasselbe Prinzip kannst du auch auf deine gesunde vegane Ernährung anwenden und dir einfach am Vortag dein Frühstück, Mittag- oder Abendessen vorbereiten. Mehr Tipps zur Ernährung folgen noch.

Suche dir Verbündete

Wie sagt man so schön: Geteiltes Leid ist halbes Leid! Es steht außer Frage, dass sich Fitnessziele leichter gemeinsam erreichen lassen. Auf diese Weise steht dir während des Trainings äußere Motivation zur Verfügung. Auch der Austausch mit dieser Person kann von besonderem Wert sein, schließlich schlägt sich dein Gefährte mit denselben Schwierigkeiten herum, wie du selbst. Zusammen erreicht sich ein Ziel immer leichter. Ihr werdet aneinander und gemeinsam wachsen. Eventuell entsteht daraus sogar eine Freundschaft fürs Leben, insofern du dich nicht mit einem bereits befreundeten Menschen verbündest. Sollte dir auf Anhieb niemand einfallen, der dasselbe Ziel verfolgt, nutze die Kraft des Internets und vertraue auf die Schwarm-Intelligenz. Besuche Foren oder Gruppen.

Foren:	**Facebook-Gruppen:**
1. www.vegan-forum.de	1. Vegan Bodybuilding & Fitness DE
2. www.forum.fitness-experts.de	2. Vegane Fitness Rezepte
3. www.vegpool.de	3. Vegan Athletes

Abb. 7: Foren und Facebookgruppen

Scheitere und lerne daraus

Gerade in der Anfangsphase wirst du auch mit all diesen Tipps und Tricks das eine oder andere Mal an den Punkt kommen, an welchem dich dein innerer Schweinehund nicht in Ruhe lassen wird und die Oberhand gewinnt. Es bringt nichts, sich lange darüber zu ärgern, diesem Misserfolg hinterher zu trauern und ihm so auch noch Macht über dich einzuräumen. Erinnere dich! Du bist ein Mensch und keine Maschine. Du wirst Fehler machen und das ist gut so. Statt Trübsal zu blasen, solltest du überlegen, warum du deinen Schweinehund hast gewinnen lassen, also, was schlecht gelaufen ist und was du beim nächsten Mal besser machen kannst. Analysiere deine Fehler und nutze sie als Bausteine deines Erfolges. Nur so lernt man! Gerade unsere westliche Leistungsgesellschaft sollte diesen Punkt verinnerlichen und sich klar darüber werden, dass die größten Persönlichkeiten der Menschheitsgeschichte auf ihrem Weg nach oben schon einmal gescheitert sind. Oder wie John C. Maxwell es gesagt hat: „Sei groß genug, um zu deinen Fehlern zu stehen, klug genug, um von ihnen zu profitieren und stark genug, um sie zu korrigieren."

Bleib dabei stets fokussiert, lass dich nicht unterkriegen und sei zu jedem Zeitpunkt stolz darauf, was du schon erreicht hast und wer du auf diesem Weg geworden bist. Selbst wenn du für eine Zeit komplett aus der Bahn geworfen werden solltest, hast du es immer in der Hand, von vorne zu beginnen und das Gelernte als Treibstoff für den nächsten Kickstart zu nutzen.

Entspannung als Erfolgsfaktor

Wie du nun weißt, geht es darum, deine Willensstärke über neue Erfolgsgewohnheiten zu entlasten. Dieses Ziel zu erreichen erfordert Geduld und Ausdauer und gerade am Anfang wird es dich oft an deine Grenzen bringen. Genau dort solltest du allerdings auch sein, denn nur an deinen Grenzen wirst du diese auch erweitern können. Wie du bereits unter dem Punkt Anfängerfehler gelernt hast, ist Erholung ein wichtiger Punkt für dein Muskelwachstum. Das gilt selbstverständlich auch für den ganzen Prozess und nicht nur für die einzelne Trainingseinheit. Gönne dir bewusst Auszeiten und erlebe diese bewusst. Ich empfehle dir, hierfür ein bis zu zwei Tage in der Woche einzurichten, die dir Luft verschaffen, genau das zu tun, worauf du Lust hast, oder auch mal ganz bewusst nichts zu tun. Entspanne in der Badewanne, verbringe einen gemütlichen Abend auf der Couch, lese ein Buch oder koche dein Lieblingsessen. Was auch immer du an diesen Tagen tust, tu es mit ganzem Herzen und gönne deiner Seele eine Auszeit.

Trainingsmethoden vom Anfänger zum Profi

Jetzt, da dein Fundament für deinen nachhaltigen Erfolg steht, ist es an der Zeit, in den praktischen Teil des Buches zu starten und dir Methoden an die Hand zu geben, die dein Muskelwachstum explodieren lassen werden. Wie bereits erwähnt, ist es wichtig, deinen aktuellen Trainingszustand zu berücksichtigen. Aus diesem Grund habe ich dir an dieser Stelle die am besten erprobten Trainingsmethoden aufgelistet. Im Nachgang werde ich auf die, meines Erachtens, besten Einheiten für dich und deinen Erfolg in chronologischer Reihenfolge eingehen, das heißt, vom Anfänger bis zum Profi. Je nach Verfassung kannst du die für dich richtige Methode sofort herauspicken. Außerdem bekommst du weitere Methoden an die Hand, die sich an anderen Trainingszielen orientieren. Das soll dir einen Überblick verschaffen, wie du deinen Muskelaufbau optimal ergänzen kannst. Wähle deine Methode mit Bedacht und passe sie an deine Bedürfnisse an. Stell dir dieses Buch wie ein Supermarkt vor, der dir alle guten Methoden anbietet. Es ist deine Entscheidung, was du in den Einkaufswagen packst und was du auf dem Regal liegen lässt.

Methode	Erfahrung	Equipment	Umfang
Isometrisches Training	Anfänger bis Fortgeschrittene	Ohne Gewicht	Statisches Training ohne Muskelstreckung oder -beugung
PITT Force	Fortgeschrittene	Hohes Gewicht	Viele Einzelwiederholungen, Viele Pausen
HIT	Fortgeschrittene	Hohes Gewicht	Kurzes, intensives Training
Exzentrisches Training	Fortgeschrittene mit Trainingspartner	Sehr hohes Gewicht	Geringe Satzfolge, Geringe Wiederholung
Supersatz-training	Fortgeschrittene bis Profis	Hohes Gewicht	Mittlere Satz- und Wiederholungszahl. Keine Pausen
German Volume Training	Fortgeschrittene bis Profis	Moderates Gewicht	Max. Sätze und Wiederholungen

Abb. 8: Chronologische Reihenfolge der Methoden zum Muskelaufbau

Isometrisches Training als gute Grundlage

Diese Methode ist so anfängerfreundlich wie ungewöhnlich. Wenn du noch keine große Erfahrung mit Krafttraining hast, wirst du vermutlich trotzdem eine gewisse Vorstellung davon haben, wie dein Training abzulaufen hat. Schließlich suggeriert uns die Fitnessindustrie seit Dekaden, dass man nur hart genug für den Traumkörper trainieren muss. Wir kennen sie alle, die Fitnessvideos, in denen Muskelberge möglichst viel Gewicht mit möglichst schmerzverzerrtem Gesichtsausdruck bewegen, eine martialische Musik verstärkt das Bild der enormen Anstrengung. Was würdest du sagen, wenn ich dir nun die Methode im

Kraftsport vorstelle, die ohne viel Bewegung auskommt und trotzdem dafür sorgen wird, dass du schnelle Ergebnisse im Spiegel sehen wirst? Klingt verrückt? Vielleicht ein wenig, aber der Effekt des sogenannten isometrischen Trainings beruht auf der physiologischen Grundlage unserer Muskelanatomie.

Wie funktioniert isometrisches Training?

Diese wohl eher befremdliche Methode zum Muskelaufbau wird auch als statisches Training oder Haltetraining bezeichnet und genau das ist es im Kern auch. Hier wird der Wachstumsreiz dadurch ausgelöst, indem das Gewicht unter möglichst hoher Muskelspannung gehalten wird. Die übliche Bewegung schweren Gewichts bleibt hier aus. Neben dem Muskelwachstum wirst du gerade in der Anfangsphase einen beachtlichen Anstieg deiner Kraft verzeichnen können. Ein bekanntes Beispiel für isometrisches Training ist das Armdrücken. Denn eines haben alle Trainingsmethoden, die ich dir hier vorstelle, gemein: Sie erzeugen Muskelspannung. Wenn du die Bilder des im Fitnessstudio Leidenden im Kopf hast, dann weißt du auch, dass diese Methode des Trainings auf der Überwindung von Widerständen beruht. Das heißt, es muss schweres Gewicht bewegt werden, um den nötigen Reiz auszulösen. Die ausgelöste Spannung sorgt für feine Mikrorisse im Muskelgewebe, die nach „Heilung" größer und stärker nachwachsen und so zur Verdickung des Muskels führen. Natürlich ist diese Beschreibung eine sehr simplifizierte Darstellung der körperinternen Prozesse und soll dir nur zum Verständnis dienen.

Bewegung nicht unbedingt erforderlich

Die notwendige Muskelspannung kann jedoch auch außerhalb eines Bewegungsablaufs erzeugt werden. Es ist kein dynamisches Training erforderlich! Wie der Name statisches Training schon sagt, kann der Wachstumsreiz sowohldurch das statische Halten eines schweren Gewichts als auch mit Ziehen oder Drücken desselbigen ausgelöst werden. Deine Muskulatur wird sich spürbar in Anspannung versetzen, obwohl du keinen einzigen Muskel bewegen wirst. Das isometrische Training unterscheidet sich demnach fundamental von einer dynamischen Trainingsweise. Wie kommt es aber zu den deutlichen Effekten des isometrischen Trainings, so ganz ohne das Umherwuchten schwerer Gewichte? Die Funktionsweise unserer Muskulatur ist hierfür entscheidend.

Die Funktionsweise deiner Muskulatur

Wie du nun bereits weißt, funktioniert unsere Muskulatur nicht nur dynamisch, sondern auch statisch. Damit du dir ein genaueres Bild der Funktionsweise deiner Muskeln machen kannst, habe ich dir die drei Funktionsweisen herausgearbeitet und erkläre dir, wie du dieses Wissen am besten in deinen Trainingsalltag integrierst. Man kann die Muskeltätigkeit demnach in **konzentrische**, **exzentrische** und **isometrische** Arbeit einteilen.

Konzentrische Arbeit

Diese Art der Arbeit ist dir wahrscheinlich am geläufigsten und entspricht auch deiner ersten Vorstellung davon, was Krafttraining ist. Die Muskelfasern ziehen sich hierbei zusammen und der Muskel verkürzt sich. Dein Muskel arbeitet dann konzentrisch, wenn er einen Widerstand überwinden muss und ein Gewicht gedrückt oder gehoben wird. Ein Beispiel hierfür wären Curls mit der Kurzhantel. Der Bizeps zieht sich zusammen und arbeitet so gegen die Schwerkraft anhand deiner Bewegung nach oben.

Exzentrische Arbeit

Arbeitet deine Muskulatur exzentrisch, verlängert sich dein Muskel und spannt sich auf diese Weisean. Im Prinzip ist hiermit die Gegenbewegung zu den Curls gemeint, indem du diese wieder Richtung Boden absenkst. Der hierbei entstehende Widerstand ist größer als deine Muskelspannung. Dein Muskel verlängert bzw. dehnt sich. Ein weiteres Beispiel für die exzentrische Arbeitsweise der Muskulatur ist die Arbeit deiner Oberschenkelmuskulatur beim Bergabgehen.

Isometrische Arbeit

Wie du schon erfahren hast, dient die isometrische Trainingsmethode gerade Anfängern und kann ohne die eigentliche Trainingsbewegung ausgeführt werden. Es findet zwar eine Anspannung des Muskels statt, aber die Länge der Fasern verändern sich nicht. Es findet weder eine Dehnung noch eine Streckung statt. Die Spannung entsteht hierbei dadurch, dass du einen Zug oder einen Druck gegenüber dem Gewicht aufbaust, ohne dieses tatsächlich zu bewegen. Als Beispiel für dein isometrisches Training kannst du dir das Drücken gegen eine Wand oder das Halten einer Hantel vorstellen.

Konzentrisch	**Exzentrisch**	**Isometrisch**
Muskel zieht sich zusammen	Muskel dehnt sich	Muskel hält einen Widerstand
Aufwärtsbewegung	Abwärtsbewegung	Hantel halten

Abb. 9: Zusammenfassung Trainingsarten

Im Folgenden habe ich ein leichtes Zusatzprogramm für den Anfänger entwickelt, das dir in den ersten neun Wochen dabei helfen wird, eine gewisse Grundkraft aufzubauen. Diese drei Übungen basieren auf der isometrischen Methode und sind leicht in dein Training einzubauen. Starte dein Training einfach mit diesem Programm und staune, welchen Kraftzuwachs du bereits in den ersten Wochen erzielen wirst. Die Übungen trainieren deinen gesamten Bewegungsapparat und schaffen die Basis für den „Beastmode".

Isometrisches Training für Beginner

Absolviere diese 7 Übungen 3x pro Woche. Starte mit 20 Sekunden pro Übung, steigere sukzessive die Intensität. Erhöhe zuerst die Dauer, dann die Anzahl der Übungen und dann ergänze die Übungen mit Gewicht.

1. Unterarmstütz

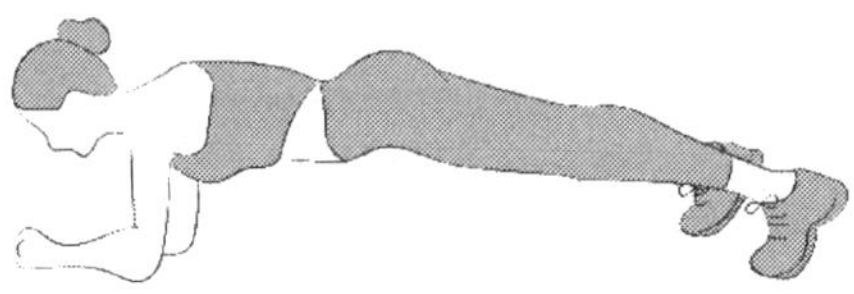

Bilde eine gerade Linie mit Kopf, Schultern, Rücken, Gesäß und Beine. Halte die Spannung in deinem ganzen Körper. Ziehe deinen Bauchnabel in Richtung Rücken, spanne dein Gesäß an, drücke die Beine durch und schiebe die Fersen weg von dir. Diese Übung ist die beste Einsteigerübung, um deinem Körper eine gewisse Grundkraft zu verleihen.

2. Seitstütz

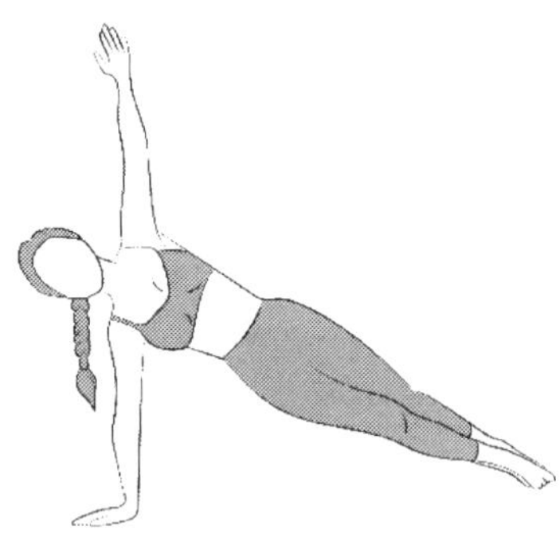

Lege dich zunächst auf deinen Ellenbogen. Strecke nun deinen Arm durch, sodass du dein Gewicht nur auf der Handfläche und den Fersen balancierst. Schiebe nun deine Hüfte in Richtung Decke und achte darauf, dass dein Körper in einer geraden Linie ausgerichtet ist. Führe die Übung auf der linken und rechten Seite durch. Spannung halten und nicht durchhängen!

3. Wandsitz

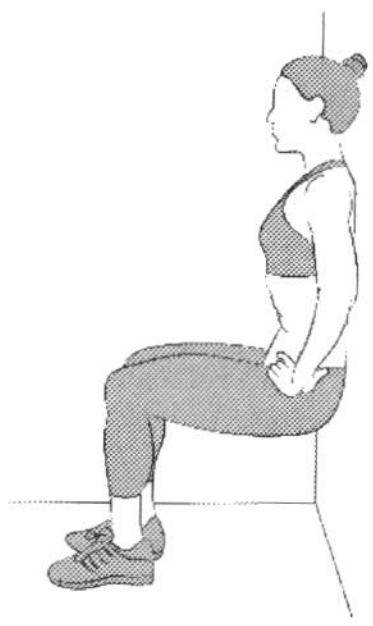

Stelle dich einen Schritt entfernt mit dem Rücken zur Wand. Die Füße sind hüftbreit aufgestellt. Lehne dich mit geradem Rücken zurück an die Wand und rutsche so weit nach unten, bis die Beine einen rechten Winkel bilden. Die Füße bleiben während der Übung fest am Boden. Deine Arme lässt du entweder neben dem Körper hängen oder streckst sie vor deinem Oberkörper aus.

4. Rückenstrecken

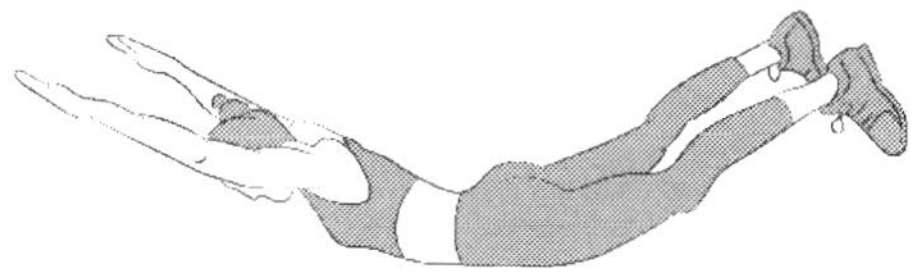

Hebe deine Arme und Beine an und halte die Spannung in der höchsten Position.

5. Liegestütz halten

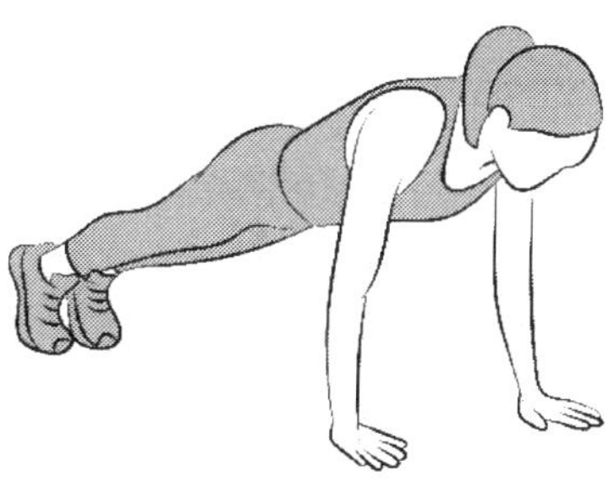

Variante1: Gehe in die Liegestützposition und halte dein Körper auf einer geraden Linie. Die Hände sind etwa schulterbreit.

Variante 2: Senke dein Oberkörper, bis die Körperlinie und die Oberarme waagerecht zum Boden stehen. Beuge deine Arme, damit du möglichst nahe mit deiner Brust an den Boden kommst (nicht aufsetzen). Nun verharre in dieser Position.

6. Seitliches Halten

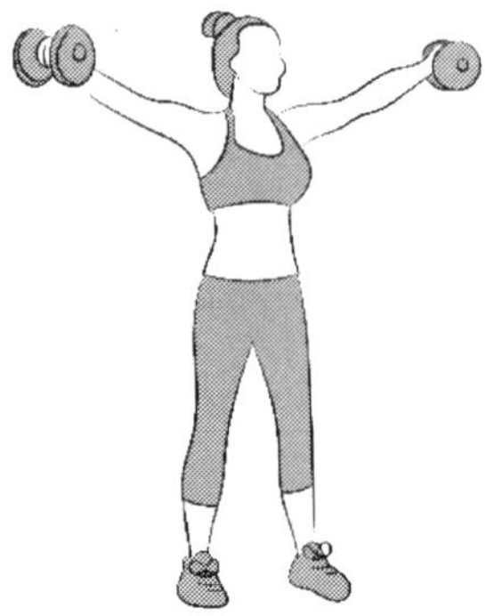

Stelle dich Schulterbreit hin und halte den Rücken gerade. Strecke beide Arme mit den Gewichten zur Seite aus und halte die Position. Achte auf eine saubere Ausführung

7. Klimmzug halten

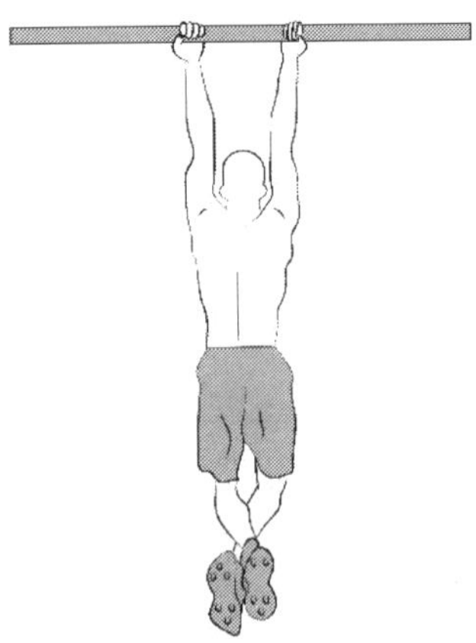

Variante 1: Hänge dich schulterbreit mit deinen Händen an eine Stange und spanne deine Muskeln an, sodass du dich minimal nach oben ziehst. Lasse dich nicht hängen.

Variante 2: Springe hoch an die Stange oder ziehe dich nach oben. Bewege dein Kinn über der Stange. Halte diese Position.

Abb.10: Isometrische Methode/ Zusatzprogramm

PITT-Force (Professional Intensity Training Techniques)

Wie der Name es schon vermuten lässt, bewegen wir uns mit dieser Trainingsmethode in professionellem Terrain. Aber keine Sorge, wenn du dich an die Anleitung hältst, kannst du diese Methode bereits nach der zweiten bis dritten Woche für dich entdecken und den Vorteil für deinen maximalen Muskelaufbau nutzen. Bei dieser Methode wird deine Muskulatur maximal belastet, gefolgt von kurzen Regenerationsphasen.

Was ist der Vorteil der Methode?

Ziel dieser Methode ist es, dass du mit möglichst hohem Gewicht die maximale Anzahl an sauber ausgeführten Wiederholungen erreichst. Es werden möglichst große Spannungszustände, sowohl exzentrisch als auch konzentrisch, in deiner Muskulatur gesetzt. Diese Spannungszustände sorgen für den entscheidenden Wachstumsreiz. Wichtig ist, dass jeder Satz pro Übung in Einzelwiederholungen durchgeführt wird. Die Sätze werden von kurzen Pausen, die nicht länger als 20 Sekunden dauern sollten, unterbrochen. Dieser Ablauf sollte innerhalb der Trainingsdauer in Intervallen aufrechterhalten werden. Bei der Ausführung des PITT-Force-Trainings ist es nicht erforderlich, die Muskelspannung dauerhaft aufrechtzuerhalten. Ebenfalls geht es hierbei nicht darum, dass du bis zum Muskelversagen trainierst. Die Methode eignet sich dazu, deine Ziele schneller zu erreichen und bereits erreichte Trainingsplateaus zu durchbrechen.

Merkmale PITT-Force-Methode	
Effektivität	Maximum
Muskelhypertrophie	Maximum
Pausen	Kurz und sinnvoll
Wiederholungen	Fokus auf Einzelwiederholung

Abb. 11: Merkmale PITT-Force

Anders als bei weiteren Intensitätstechniken, wie Tabata-Training, HIIT oder HIT, trainierst du mit dieser Methode nicht bis zum Ultimo deiner Kraft und bis zum absoluten Muskelversagen. Bei der Methode steigt die Gesamtbelastung, ohne eine vorzeitige Erschöpfung deiner Muskeln auszulösen. Oder, um es anders zu sagen, du kannst ein schweres Gewicht öfter bewegen als in einem Satz ohne Pausen. Diese kurzen und effektiven Pausen sorgen dafür, dass deine Muskeln Höchstleistung in kürzester Zeit liefern können. Gerade wenn dein Trainingserfolg stagniert, und das wird passieren, ist es an der Zeit, neue Reize zu setzen. Diese Methode eignet sich hervorragend dafür. Den Vorteil der sinnig gesetzten Pausen habe ich dir ja bereits in Abbildung 8 nahegebracht. Während der Pause wird die Spannung des Muskels gelöst. Dieser wird daraufhin mit Blut, Sauerstoff und Mikronährstoffen versorgt und muskelermüdende Abfallprodukte, wie Laktat, werden abgebaut. Wie du weißt, sollten alle Übungen grundlegend mit der nötigen Sorgfalt ausgeführt werden. Durch diese Trainingsmethode kultivierst du deine Konzentrationsfähigkeit und sicherst so nachhaltig die ordentliche Ausführung. Die Pausen sichern deine Leistungsfähigkeit, verhindern unterstützende Fehlbewegungen und schützen so vor Verletzungen.

Ablauf des Trainings

Wie gehabt solltest du dich mit einem lockeren Warm-Up auf die Trainingseinheit vorbereiten. Wähle ein Gewicht, das du ohne große Anstrengung 8-10-mal bewegen kannst. Das Gewicht darf dich durchaus fordern, aber nicht überfordern. Nutze die bereits gelernte Methode zur Gewichtfindung.

Das Geheimnis dieser Methode liegt demnach darin, dass du deine Wiederholungen langsam und sorgfältig ausführst und danach für einen kurzen Moment pausierst. Du kannst das psychologisch unterstreichen, indem du die Hantel nach der Wiederholung ablegst. So kannst du die Pause bewusster wahrnehmen.

Aufwärmphase

Neben deiner Aufwärmroutine solltest du bei dieser Methode explizit darauf achten, deine Muskeln auf den bevorstehenden Reiz vorzubereiten. Du solltest also vor jeder Übung eine Art Aufwärmsatz einbauen, indem du dich sanft vorbereitest und deinen Bewegungsapparat mit geringerem Gewicht auf die Trainingsintensität vorbereitest.

Trainingsphase

Diese Methode setzt voraus, dass du immer nur einen Satz trainierst und das unabhängig von der Dauer. Sollte das Training zunächst etwas langweilig anmuten, kannst du dich einfach nebenbei in Achtsamkeit üben.

Erholungsphase

Gerade am Anfang deiner Trainingseinheit solltest du deine Energie nutzen und die Pausen auf 3 bis 5 Sekunden zwischen den Wiederholungen reduzieren. Die Pausen werden im Verlauf des Trainings länger, sollten aber eine Dauer von 20 Sekunden nicht überschreiten. Nutze dein Wissen über die Superkompensation und halte dich an die Länge. Das gesamte Training sollte das Ziel verfolgen, 10 bis 20 Wiederholungen sauber ausführen zu können und dabei die maximale Pausenzeit nicht zu überschreiten.

Dauer in deinem Plan

Solltest du dich für diese Methode entscheiden, bietet das PITT-Force-Training eine effektive Abwechslung in deinem Plan und hilft dir dabei, in kurzer Zeit das Maximum an Muskelmasse aufzubauen. Hierbei solltest du überlegen, wie du die Methode in dein Trainingsverhalten integrieren kannst, ohne dich zu überfordern. Ich empfehle dir, die Methode etwa alle 4 bis 6 Wochen anzuwenden. Du kannst zu Beginn mit 2 bis 3 Trainingseinheiten planen, um dein Energiepensum nicht auszureizen. Überlege dir 4 bis 6 Grundübungen, wie Bankdrücken, Kniebeuge oder Kreuzheben, die dein Trainingsfundament legen. In der Regel reichen 4-6 Übungen aus. Beachte bitte, dass dein Trainingsplan pro Muskelgruppe je einen Satz enthalten sollte. Solltest du nach einer gewissen Anlaufphase den Wunsch verspüren, dich mehr zu fordern, kannst du deinen Plan um einen weiteren Tag erweitern. Vergiss nicht, Regenerationstage einzubauen.

Für wen eignet sich PITT-Force Training?

Hast du die Basis für deinen Trainingserfolg durch andere Methoden, wie dem **isometrischen Training**, gelegt, kannst du eine Schippe drauflegen und dich mehr fordern. Unter Beachtung der Regeln für das PITT-Force-Training kann es eine effektive Methode für dich darstellen, mit geringem Zeitaufwand den größtmöglichen Kraftzuwachs und Muskelaufbau zu fördern. Du solltest dir darüber im Klaren sein, dass diese Methode meist von erfahrenen Athleten angewandt wird. Vorrausetzungen für diese Methode sind ein gutes Körpergefühl, sowie eine gute Körperbeherrschung. Ebenfalls solltest du mit der Wahl der Gewichte vertraut sein und ein gewisses Maß an Sicherheitsbewusstsein mitbringen. Wenn du das alles beherzigst, kannst du auch als engagierter Anfänger nach deiner Einlernphase damit starten.

Beispiel für Anfänger

Montag	Mittwoch	Freitag
Schrägbankdrücken	Klimmzüge	Langhantelrudern
Kniebeuge	Bankdrücken	Ausfallschritte
Kurzhantel Curls	Dips	Kreuzheben

Beispiel für Fortgeschrittene

Montag	Mittwoch	Freitag
Schrägbankdrücken	Klimmzüge	Langhantelrudern
Kniebeuge	Bankdrücken	Ausfallschritte
Kurzhantel Curls	Dips	Kreuzheben
Trizepsdrücken am Kabel	Military Press	Vorbeugtes Seitenheben
Rudern	Scott-Curls SZ-Stange	Liegestütze

Abb. 12: Beispiele PITT-Force-Training

Verdopple dein Muskelwachstum mit HIT-Training

Diese Methode eignet sich für diejenigen unter euch, die es knapp und knallhart brauchen. Wie der Name es schon vermuten lässt, baut diese Methode auf Intensivität auf und selbst die Spartaner hätten gerne nach ihr trainiert. Dank moderner Wissenschaft und sportmedizinischen Erkenntnissen wissen wir auch, warum diese Methode überaus effektiv ist. Aber von vorne. Aktuell ist der Begriff innerhalb der Fitness- Szene in aller Munde, dabei hat das Training bereits 40 Jahre auf dem Buckel. Sie wurde vom bekannten Sportgerätehersteller Arthur Jones und dem Bodybuilder Mike Mentzer entwickelt und dient seither als effektive Methode, schnell Muskelmasse aufzubauen. Bevor ich aber auf die physiologische Funktionsweise dieser Methode eingehe, sehen wir uns an, was genau hinter der Methodik steckt. Wie ich es schon mehrfach erwähnt habe, wächst dein Muskel ausschließlich in der Trainingspause. Das bedeutet, dass du im Fall der HIT-Methode eine viel längere Pause einlegen musst als bei anderen Methoden. Sportmediziner gehen hierbei von einer Regenerationsphase von 7 bis 10 Tagen aus. Selbstredend kommt es auch hier auf dein persönliches Trainingslevel an. Lass dich nicht durch dein subjektives Gefühl, dass da mehr geht, täuschen. Wenn du willst, dass deine Muskeln wachsen, fühle dich in dein Energie-Level und höre auf deinen Körper. Du solltest die maximale Dauer von 45 Minuten nicht überschreiten. Das liegt unter anderem daran, dass dein Kohlenhydrat- und Fettspeicher durch die hohe Intensität aufgebraucht wird. Würdest du nun länger trainieren, müsste dein Körper auch deine körperinternen Proteinquellen anzapfen und das willst du sicher nicht, denn dies würde zum katabolen Zustand deiner Muskulatur führen und das Muskelwachstum wäre gestoppt. Halte dich also an die Dauer und staune, was mit deinem Körper passieren wird. Rate mal! Natürlich ist die Intensität bei dieser Methode enorm hoch. Du sollst schließlich auch wie ein Biest trainieren und nicht Löcher in die Luft deines Studios starren. In der Kürze des Trainings wird demnach maximale Arbeit verrichtet. Du bringst deine Muskeln auf diese Weise nah an den Punkt des Muskelversagens heran und regulierst diese Intensität über das Gewicht. Du wirst nach jeder Trainingseinheit spüren, was du getan hast, und das wird dir ein Gefühl der Zufriedenheit bescheren.

Die Praxis

Wie immer solltest du auch bei dieser Methode in keinem Fall dein Warm-Up auslassen. Die Intensität dieses Trainings ist Gift für kalte Muskeln. Die logische Konsequenz, die aus dieser Methode folgt, ist, dass du jeden Muskel pro Woche nur einmal belasten solltest, um das beste Ergebnis zu erzielen. In der Fachliteratur findet man oft die Empfehlung, das Training in einem 3er- oder 4er-Split umzusetzen. Ich bevorzuge den 3er-Split. Erinnere dich, deine Muckis wachsen nicht während des Trainings, sondern danach. Führe die einzelnen Übungen wie gehabt ordentlich und langsam aus. Der Fokus liegt gerade bei dieser Methode auf der langsamen Ausführung. Als Leitfaden lege ich dir folgende Vorgehensweise ans Herz. Verbinde innerhalb der Ausführung alle Funktionsweisen deines Muskels. Lass ihn also exzentrisch, konzentrisch und isometrisch arbeiten während einer Ausführung.

Am Beispiel eines Bizeps Curls

Ich empfehle dir, 4 bis 6 Sekunden für die beugende Bewegung einzuhalten (konzentrisch). Halte anschließend die Hantel in angespannter Position für mindestens 2 Sekunden (isometrisch) und lass die Hantel dann wieder langsam herab (exzentrisch). Kalkuliere für die ablassende, negative Bewegung wieder 4 bis 6 Sekunden ein. Der wesentliche Unterschied dieser Methode liegt darin, dass du nicht mit Wiederholungsangaben trainierst, sondern mit Zeitangaben. Hierfür gibt es für die unterschiedlichen sportlichen Ziele eine klare Einteilung:

Maximalkraft	Hypertrophie	Kraftausdauer
5-20 Sekunden	60 Sekunden	> 120 Sekunden

Abb. 13: Unterschied Trainingsziele

Die beste Taktik ist es, sich den Timer auf dem Smartphone zu stellen. Tipp: Mittlerweile gibt es viele Apps, die als Intervall-Timer fungieren. Nutze diese und spare dir die Arbeit. Führe die Übungen ein paar Mal mit Timer durch, bis du ein zeitliches Gefühl dafür entwickelt hast.

Wann eignet sich das HIT-Training für dich?

Diese Methode eignet sich hervorragend für den versierten Kraftsportler und kann dabei helfen, das erste Plateau zu durchbrechen. Anfängern sei gesagt, dass es wenig Sinn macht, direkt mit dieser Methode durchzustarten, da der Nutzen-Risiko-Faktor in keinem Verhältnis steht. Steigst du allerdings mit dem isometrischen Training ein und baust dir über die ersten Wochen eine Grundkraft und das Gefühl für Gewichte auf, ist es durchaus möglich, dieses erste Plateau schnell zu erreichen und auf diese Methode zurückzugreifen. Deine Gesundheit sollte immer im Vordergrund deiner Bemühungen stehen. Experten warnen Einsteiger vor dieser Methode. Der Grund dafür liegt in der stark fordernden Übungsform und der schnellen Ermüdung. Die absolute Minimalvoraussetzung für ein gutes und gesundes HIT-Training ist die kontrollierte und sorgfältige Beherrschung des Gewichts. Zusammenfassend kann man also sagen, dass es durchaus möglich ist, sich schnell an diese Methode zu wagen, es aber dennoch mit der nötigen Sorgfaltspflicht anzugehen ist, um sich vor schlimmen Verletzungen zu schützen. Überlege daher gründlich, wann und wie du diese Methode anwenden willst.

Verwechslungsgefahr – HIT und HIIT

Das eine hat nichts mit dem anderen zu tun! Die einzige Gemeinsamkeit ist die erhöhte Intensität während des Programms. Auch die **HIIT-Methode** ist innerhalb der Fitnesswelt in aller Munde und steht für High Intensity **Interval** Training. Diese Trainingsmethode bezieht sich jedoch einzig und allein auf Ausdauertraining und hat nichts mit Krafttraining zu tun. Durch kurze und sehr intensive Cardioeinheiten wird vor allem das Ziel der maximalen Fettverbrennung verfolgt, das durch den berühmt berüchtigten

Nachbrenneffekt zustande kommt. Natürlich kann es sinnvoll sein, das HIIT in sein Trainingspensum zu integrieren, um ein vollständiges Bild zu zeichnen und die Gesundheit auf das nächste Level zu katapultieren. Deswegen gehe ich an anderer Stelle auf diese Methode ein. Auch deine Ausdauer erfährt durch diese Methode einen ordentlichen Schub nach vorne, was dir wiederum die nötige Zähigkeit für dein Muskeltraining verleihen wird.

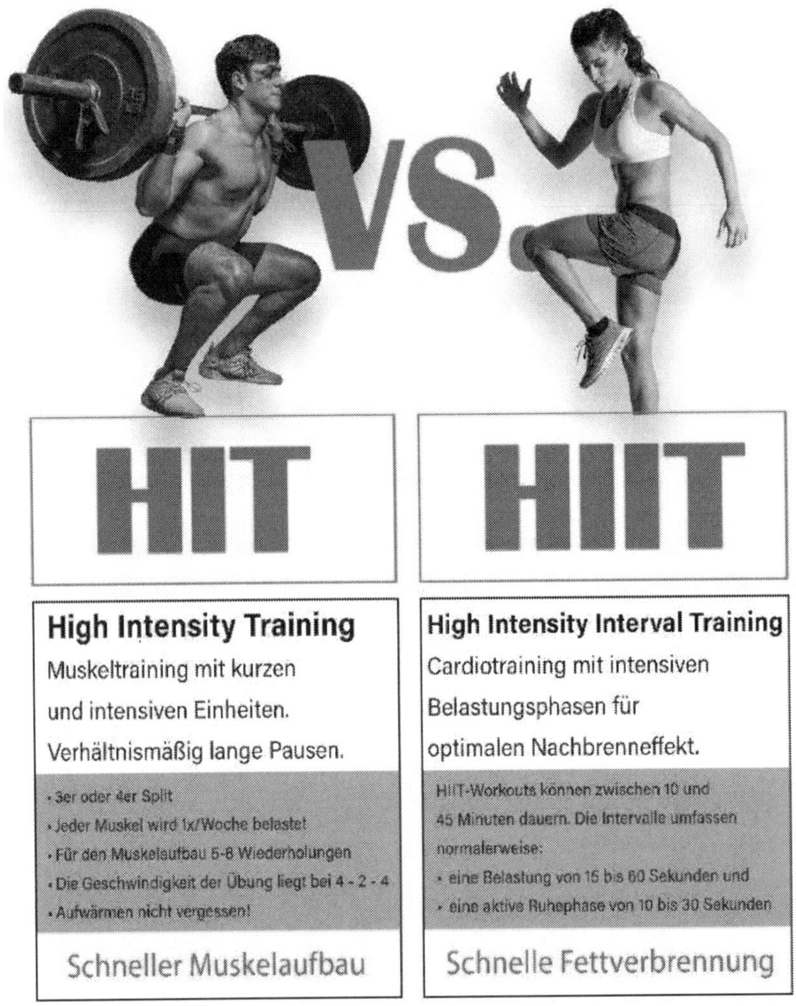
VS.
HIT
HIIT
High Intensity Training
Muskeltraining mit kurzen und intensiven Einheiten. Verhältnismäßig lange Pausen.
• 3er oder 4er Split
• Jeder Muskel wird 1x/Woche belastet
• Für den Muskelaufbau 5-8 Wiederholungen
• Die Geschwindigkeit der Übung liegt bei 4 - 2 - 4
• Aufwärmen nicht vergessen!
Schneller Muskelaufbau
High Intensity Interval Training
Cardiotraining mit intensiven Belastungsphasen für optimalen Nachbrenneffekt.
HIIT-Workouts können zwischen 10 und 45 Minuten dauern. Die Intervalle umfassen normalerweise:
• eine Belastung von 15 bis 60 Sekunden und
• eine aktive Ruhephase von 10 bis 30 Sekunden
Schnelle Fettverbrennung

Abb. 14: HIT vs. HIIT

Exzentrisches Training – Das Training zu zweit

Wie du schon gelernt hast, arbeiten deine Muskeln immer in den drei verschiedenen Arbeitsweisen konzentrisch, exzentrisch und isometrisch. Sicher ist dir deswegen auch schon klar, dass diese Methode sich auf die absenkende Bewegung des Gewichts bezieht. Ich beobachte es gerade bei Anfängern immer wieder, dass die Hantel regelrecht „fallen" gelassen wird. Ein fataler Fehler. Eine verlorene Bewegung und zudem gefährlich für deine Bänder und Sehnen. Diese Phase der Muskeldehnung und Abwärtsbewegung wird auch **Negativ-Wiederholung** genannt. Doch was bringt exzentrisches Training für deinen

Muskelaufbau? Exzentrisches Training hilft dir, deinen holistischen[16] Ansatz zu vervollständigen und deine Fitness insgesamt auf ein sehr hohes Niveau zu heben. Exzentrisches Training hilft dir dabei, deine Kraft auszubauen, und das wiederum unterstützt dich bei den anderen Methoden enorm. Du baust mit dieser Methode sogar mehr Kraft auf als mit der konzentrischen Bewegung. Um es an einem Beispiel fassbar zu machen, stell dir vor, du liegst auf der Bank und drückst dein aktuelles Maximalgewicht von 60 kg (konzentrisch). In diesem Fall würde deine Kraft für die exzentrische Bewegung für 70 kg ausreichen. Deine Kraft entspricht in diesem Beispiel also innerhalb der exzentrischen Bewegung etwa 116 % deiner Normalkraft. Das bedeutet also, dass du mit dieser Methode durch das höhere Gewicht gezielt neue Wachstumsreize setzen kannst. Logischerweise wird sich nach einer Weile auch deine Druckleistung auf 70 kg erhöhen. Wenn du diese Methode ergänzend zu deinem Trainingsplan einmal in der Woche ausführen willst, bietet es sich an, eine zweite Person dabei zu haben, die dir helfen kann, wenn dir die Kraft ausgeht. Während des Trainings herrscht ein enormes Spannungsfeld innerhalb deiner Muskulatur, die du gerade trainierst. Die Superkompensation während der Ruhephase nimmt beim exzentrischen Training etwas zu. Sicher bist du schon einmal die eine oder andere Treppe in einem Hochhaus heruntergelaufen und hast auch schon den einen oder anderen Muskelkater riskiert. Wusstest du aber, dass genau das Abwärtslaufen den ärgerlichen Muskelkater ausgelöst hat?

Weitere Benefits

1. Effektiver Muskelaufbau
2. Trainiert auch die Schnellkraft
3. Enormer Kraftzuwachs von bis zu 10 % deiner Maximalkraft.
4. Gesteigertes Wohlbefinden
5. Unterstützung des Bindegewebes, der Sehnen und der Gelenke
6. Verbesserte Rehabilitation des Muskelgewebes

Auch hier solltest du auf die Zeichen deines Körpers hören. Nicht jeder lernt im selben Tempo. Als Faustregel gilt, wie immer, die saubere und problemlose Ausführung der Übung. Die Methode wurde von Profis für Profis entwickelt. Du kannst aber natürlich auch schneller von ihr profitieren, wenn du auf die Anweisungen in diesem Buch vertraust und diese auch umsetzt. Exzentrisches Training wird oft in der Reha oder bei Überlastungssymptomen, wie zum Beispiel einem Tennisarm, angewendet. Du merkst schon, wie effektiv diese Methode für deinen ganzen Organismus sein kann. Durch die bewusst langsam ausgeführten Bewegungen kannst du deine Sehnen, Bänder und Gelenke schonen und sie gleichzeitig besser durchbluten lassen. Benutze anfangs bitte nicht dein Maximalgewicht, sondern etwa 80 % desselbigen, um deine Bewegung sauber und langsam auszuführen. Auf diese Weise verbrauchst du weniger Energie und erzielst, zumindest eine Weile lang, denselben Trainingseffekt, wie bei

[16] ganzheitlich

konzentrischer Belastung. Um dauerhaft Erfolge erzielen zu können, ist es wichtig, ein gut durchdachtes System zu entwickeln und dieses sukzessive an deine Bedürfnisse anzupassen. Dein Training sollte also genauso vielschichtig sein wie du selbst. Auch diese Form des Trainings kann dabei helfen, Stagnation zu verhindern und Trainingsplateaus zu überwinden. Dabei lässt sich das exzentrische Training hervorragend in deinen bestehenden Trainingsplan integrieren. Entweder du entscheidest dich dafür, einen Satz am Ende des Trainings einzufügen oder eine gesamte Trainingseinheit an einem Tag in der Woche zu absolvieren. Was genau dein Trainingspartner tun sollte, liegt eigentlich auf der Hand. Denn ein Gewicht, dass du herabgelassen hast, will auch wieder nach oben gedrückt werden, um beim Beispiel des Bankdrückens zu bleiben. Damit du deine Energie für die exzentrische Bewegung sparen kannst, sollte dein Kumpel mindestens 50% des Gewichts nach oben ziehen. Denn wenn du die Übungen erlernt hast und es auch in der Ausführung zu wahrer Meisterschaft gebracht hast, kommen wir endlich zum interessanten Teil dieser Trainingsstrategie. Zum Gewicht!

Gewicht und Wiederholungen

Bist du also mit Wissen, Kraft, Kumpel und Motivation bewaffnet, kannst du dich endlich ans Eingemachte wagen. Man geht von etwa 100 bis 140 % deiner maximalen Leistung aus. Trau dich ran und mach dir keine Sorgen, falls du dich übernommen haben solltest, kann dein Partner ja sofort eingreifen. Da dieses Training ebenfalls als besonders belastend eingestuft wird, empfiehlt es sich, die Methode sehr dosiert zu verwenden. Übertreibe nicht und finde deine Mitte. Als Grundregel kannst du dir merken, dass du diese Methode nur einmal pro Woche anwenden solltest. Das bedeutet, dass du bei einem Split-Training wirklich nur einmal pro Muskel in der Woche auf diese Weise trainieren solltest. Pro Übung macht es Sinn, sechs bis acht Negativ-Wiederholungen nicht zu überschreiten. Dabei solltest du für die konzentrische Phase etwa zwei Sekunden aufwenden, für die exzentrische drei.

Du kannst hierfür jede dynamische Übung aus deinem Repertoire nutzen:

- Kniebeugen
- Beincurls
- Liegestütz
- Bankdrücken
- Schulterpresse
- Bizeps-Curls
- Rudern
- Klimmzüge

Solltest du kurzfristig niemanden finden, der die Zeit hat, mit dir zu trainieren, musst du nicht gleich verzweifeln. Auch hierfür gibt es Mittel und Wege. Verringere einfach das Gewicht und führe die Negativ-Wiederholung sehr langsam aus. Hierbei kannst du schon bis zu 4 Sekunden für die Abwärtsbewegung einplanen. Dieses Vorgehen ermöglicht dir mehr Kontrolle über deine körpereigenen Ressourcen und der Trainingseffekt dieser Methode kann zumindest im Ansatz ausgenutzt werden. Eine weitere Methode wäre es beispielsweise, für einhändige Übungen die zweite Hand zur Hilfe zu nehmen. Achte hier allerdings darauf, dass die zweiteHand nur unterstützend eingesetzt werden soll und nicht ausführend.

Die Supersatz-Methode

Eine weitere Möglichkeit, Stagnation vorzubeugen und das Trainingsplateau zu durchbrechen, bietet die sogenannte Supersatz-Methode. Ab hier steige ich allerdings in den Profi-Kraftsport ein und es sei gesagt, dass auch diese Methode nicht unbedingt von Anfängern ausgeführt werden sollte. Ähnlich, wie bei den anderen intensiveren Methoden, verlangt diese Variante alles von dir ab, willst du sie ordentlich anwenden. Der Lohn ist hoch. Deine Muskulatur wird auf spezielle Weise provoziert und Wachstumsreize werden vervielfacht. Du musst das Prinzip nur einmal verstehen und wirst ein Leben lang von diesem Wissen profitieren können. Der Clou liegt bei dieser Methode darin, dass man zwei oder auch mehrere Übungen direkt hintereinander ausführt. Dieses Vorgehen wird deine Muskeln wahrlich fordern und einen neuen Wachstumsreiz setzen. Man kann das Supersatz-Training in drei Kategorien einteilen. Wenn du zum Beispiel den gleichen Muskel mit unterschiedlichen Übungen stimulierst, spricht man von synergetischem Training. Trainierst du hingegen eine Muskelgruppe und deren Gegenspieler, also zum Beispiel Bizeps und Trizeps, spricht man vom antagonistischen Training. Es besteht noch eine weitere Variante des Supersatz-Trainings. Das Zirkel-Prinzip besagt, dass du zwei oder mehrere Muskelgruppen nacheinander und ohne Pausen trainieren kannst. Entscheidest du dich ergänzend oder sogar komplett für diese Variante, lohnt es sich, dranzubleiben. Warum das so ist, wirst du jetzt lesen. Diese wohl bekannteste Form des Supersatzes findet zunehmend im Mainstream der Fitnesswelt Beachtung und das mit gutem Grund. Es wird eine Muskelgruppe mit unterschiedlichen Übungen hintereinander bearbeitet. Der Vorteil dieser Methode ist der differenziert gesetzte Wachstumsreiz in jede Faser des betroffenen Muskels. Oder, um es anders zu sagen, du kannst den Muskel, den du trainieren willst, nicht mit nur einer Übung bis in seine Tiefe reizen. Bei dieser Methode wird also die jeweilige Muskelgruppe über verschiedene Trainingsreize aktiviert. Das bedeutet, dass du durch unterschiedliche Positionen und Winkel einen tieferen Reiz schaffst und beinahe jede Faser des Muskels provozierst. Klingt gut, nicht wahr? Ist es auch! Es ist aber durch die hohe Intensität auch sehr fordernd und anstrengend. Das solltest du immer im Hinterkopf haben, bevor du dich für einen Supersatz entscheidest.

Antagonistisch trainieren

Wie im wahren Leben auch, haben deine Muskeln Gegenspieler, auch Antagonisten genannt. Oder, um es dir an deinem Körper zu erklären: Es wäre schlecht für deine Bewegungsfreiheit, würde dein Arm nur aus einem Beuger bestehen. Wo ein Beuger, da auch immer ein Strecker. Bei dieser Variante geht es darum, genau diesen Mechanismus auszunutzen und Beuger und Strecker, also Muskel und Antagonist, direkt hintereinander zu trainieren. Der Vorteil bei diesem Krafttraining ist die hohe Intensität. Der Clou an dieser Methode ist, dass du den aktivierten Muskel arbeiten lässt und simultan der Gegenspieler gedehnt und gut durchblutet wird. Das gilt auch andersherum. Durch das Weglassen von Pausen zwischen den Sätzen kommt es zu einer Stoffwechselanregung und das wiederum fördert die Fettverbrennung nach dem Training. Ein weiterer signifikanter Vorteil dieser Methode ist die Zeitersparnis. Außerdem erfährst du durch das Training weitere physiologische Vorteile. Es wird die intermuskuläre Koordination deiner Muskeln verbessert, also von Agonisten und Antagonist, was zum einen deine Körperbeherrschung und deine Lokomotion[17] grundlegend verbessert. Der Trainingseffekt dringt in die tiefsten Tiefen deiner einzelnen Muskelfasern, was nicht unwesentlich dazu beitragen wird, dass du lange vital und gesund bleibst.

Zirkeltraining im Supersatz

Falls du es dir zutraust und deine Grenzen ausloten willst, empfehle ich dir das Zirkeltraining im Supersatz. Das bedeutet, dass du deinen Kreislauf dadurch auf Anschlag bringen wirst, indem du zwei Übungen direkt hintereinander kombinieren kannst, ohne eine Pause einzulegen. Selbstredend, dass auch hierbei die Intensität ein sehr hohes Level erreicht und dir und deinem Geist sehr viel abverlangt. Wenn du so willst, trainierst du mit dieser Methode deine Willenskraft gleich mit. Bedenke, dass dieses Training eher für Elitesportler gedacht ist als für den blutigen Anfänger. Je nach Erfahrung und körperlicher Konstitution solltest du also gründlich abwägen, ob du hierfür bereit bist. Falls du dir die notwendige Ausdauer zutraust, rate ich dir trotzdem als Anfänger zur Vorsicht und zu leichteren Gewichten. Anfänger mit einer guten Kondition können sich zwar ebenfalls an kombinierte Supersätze wagen, aber dann mit geringerem Gewicht und mit langsamerer Steigerung.

Vorteile

- Steigerung deines Trainingsniveaus
- Hohe Intensität
- Schneller Muskelaufbau und Kraftzuwachs
- Intensives Training für dein Herz-Kreislauf-System
- Kurze Trainingsphase
- Anpassung deines Körpers an hohe Belastung und die damit einhergehenden Laktatwerte
- Mentale Stärke
- Hoher Kalorienverbrauch durch starken Nachbrenneffekt

Für wen ist Supersatz-Training geeignet?

Wie ich es bereits erwähnt habe, solltest du zunächst die volle Kontrolle über dich und deinen Körper erhalten und am besten auch schon das erste Trainingsplateau erreicht haben, bevor du dich an diese Variante wagst. Solltest du es trotzdem gerne in deinen Trainingsplan einbauen oder schneller und effizienter arbeiten, kannst du diese Methodik einfach anwenden, indem du die Gewichte reduzierst. Beginne am besten mit maximal zwei Sätzen hintereinander und steigere dich sukzessive. Wer am Anfang

[17] Orientierung des Körpers im Raum

übertreibt, riskiert Verletzungen. Ich weiß, immer wieder dieselbe Leier, aber lass dir gesagt sein, dass man mit Geduld mehr erreichen kann als mit Übermut. Für versierte Athleten bietet die Methode viele Vorteile, um schnell und effizient an Masse aufzubauen. Die Muskeln kommen durch das intensive Training an ihre Leistungsgrenze, die nach und nach verlagert wird und mehr Kapazität frei schaufelt.
Auch diese Methode ist hervorragend für Stagnationsphasen und deren Überwindung geeignet. Zum einen setzt du neue physische Reize und zum anderen trainierst du deinen Geist darauf, auch anstrengende Situationen auszuhalten.

Worauf du achten solltest

Aufgrund der sehr kurzen Pausen solltest du für freie Geräte und Hanteln sorgen. Sprich dich am besten im Studio mit den Trainern ab, zu welcher Zeit am wenigsten los ist. Bereite auch alle Gewichte und Geräte dementsprechend auf deine Bedürfnisse vor. Vergiss die Vorstellung, das mal eben neben den anstrengenden Sätzen zu regeln. Vorbereitung ist das A und O bei dieser Methode. Taste dich an dein Startgewicht heran und steigere das Gewicht langsam, aber stetig. Die einzelnen Sätze sollten mit 10-12 Wiederholungen pro Satz ausgeführt werden.

Häufigkeit und Variation

Wie schon im exzentrischen Training erwähnt, handelt es sich hierbei um eine sehr anspruchsvolle Methode und du solltest immer daran denken, dass deine Gesundheit an erster Stelle steht. Ich empfehle dir, das Training zu Beginn nur einmal die Woche zu absolvieren. Insofern du dann fitter geworden bist, kannst du die Häufigkeit auf 2-mal pro Woche erhöhen. Der Hintergrund ist der, dass die Muskeln bei dieser Intensivierungstechnik besonders viel Zeit zur Regeneration brauchen. Gibt man ihnen die Erholung nicht, dann kommt man ins Übertraining und verringert sogar seine Leistung beim Krafttraining, anstatt stärker zu werden. Darüber hinaus sollte man nicht das ganze Jahr mit Supersätzen trainieren. Trainiere jeweils nur 6 Wochen am Stück mit Supersätzen und variiere dann wieder das Training.

Die GVT Methoden – deine Abkürzung für ein exponentielles Muskelwachstum

Mit dieser Methode bewegen wir uns in der Königsdisziplin des Kraftsports und nähern uns dem maximal möglichen Muskelwachstum, das in kürzester Zeit erreichbar ist. Das Training beruht auf dem deutschen Gewichtheber-Trainer Rolf Feser, der diesen Geheimtipp bereits in den 70ern mit seinen Athleten umsetzte. Ganz sicher ist man sich bezüglich der Entstehungsgeschichte allerdings nicht. Historiker gehen davon aus, dass sich bereits die alten Griechen anhand dieser Methode aufgepumpt haben. Weltruhm erlangte die Methode aber spätestens mit Kraftsportlegenden, wie Arnold Schwarzenegger, dem „unglaublichen Hulk" Lou Ferrigno oder auch Mr. Olympia Larry Scott. Die Methode gilt als eine der effektivsten und schnellsten Möglichkeiten, Muskelmasse auf- und dabei Fett abzubauen. Du kannst dir also aus der Aufzählung hier angebotener Methoden deinen Plan für die nächsten 9 Wochen schmieden und Erstaunliches leisten. Die Besonderheit der GVT-Methode ist das hohe Trainingsvolumen, mit dem du dein Muskelwachstum optimieren kannst. Auch bei dieser Methode ist eine hohe Intensität Voraussetzung für nachhaltigen Erfolg. Die maximale Belastung deiner Muskulatur führt zu besserer Durchblutung und maximaler Auslastung. In der Regenerationsphase werden deine Muskeln wie verrückt wachsen.

Die Methode basiert darauf, 10 Sätze mit je 10 Wiederholungen mit dem gleichen Gewicht zu absolvieren. Das klingt nicht nur brutal, es ist es auch, aber sehr effektiv. Der Clou an dieser Methode ist, dass dein Körper für gewöhnlich nicht auf jede Muskelfaser während des Trainings zurückgreift. Er behält sich einige Prozent zurück, um sich für Extremsituationen zu wappnen. Und genau hier greift diese Methode und bringt dich an die besagten Grenzen. Dein Körper wird auf alle Reserven zurückgreifen müssen, um die bevorstehende Aufgabe zu meistern. Außerdem ist diese Methode meist in Kombination mit antagonistischen Supersätzen mit zusätzlichen drei Sätzen zu trainieren, die nacheinander ausgeführt werden. Das Bemerkenswerte an der Methode ist, dass du nach einer gewissen Grundfitness deine Grenzen schnell erweitern wirst. Beachte die kurzen Pausen von etwa 60 Sekunden. Hier liegt der Schlüssel. Wie bereits erwähnt, geht es in dieser Methode darum, deine Muckis bis zum Anschlag innerhalb der 10x10-Regel zu reizen. Nutze dabei nicht das klassische System des „Zehner- Maximums" (Das Gewicht, das du gerade so zehnmal bewegen kannst), sondern das „Zwanziger- Maximum", also das Gewicht, das du gerade so 20-mal bewegen kannst. Nehmen wir also an, du bist bereits in guter Verfassung und drückst 100 kg zehnmal ohne Probleme, solltest du bezüglich dieser Regel etwa 60 Prozent davon in den vollen Zyklus integrieren. Das bedeutet, die ersten drei bis fünf Sätze sollten dir mit hoher Wahrscheinlichkeit sehr leicht fallen und nicht bis zum Muskelversagen führen. Lass dich aber bitte nicht täuschen, die Anstrengung wird sich nach etwa dem fünften Satz einstellen und du wirst dir wünschen, den letzten Satz noch sauber ausführen zu können. Die muskuläre Ermüdung tritt hier also nicht über bloßes Gewicht ein, sondern über das Ausführungsvolumen. Koppelst du dieses enorme Volumen nun an die empfohlenen kurzen Pausen von etwa 60 Sekunden, wirst du mit Sicherheit an dein Limit geraten und den einen oder anderen Muskelkater riskieren. Zuletzt ist es für dich wichtig, auch in dieser Methode die wichtige Progression zu beachten. Wann immer du eine Etappe mit dem 10x10-System erfolgreich beendet hast, kannst du das Gewicht für die nächste Trainingseinheit um bis zu 4 Prozent erhöhen. Wie schon erwähnt, profitierst du auch zeitlich von der kompakten Intensität und den kurzen Pausen dieser Methode. Wenn du dich an die Zeitangaben von 30 bis 60 Sekunden hältst, ist auch dieses hochvolumige Training laut Experten für den anabolen Stoffwechsel ideal und kann unter einer Stunde absolviert werden. Diese Methode eignet sich für erfahrene Kraftsportler. Auch wenn das German Volume Training durch seine einfache Umsetzung besticht, solltest du dir gut überlegen, wann du für eine ideale Ausführung bereit bist. Dein Körper wird von der enormen Intensität profitieren und sich an die Schocktherapie anpassen. Das Training wird dir einiges an Disziplin abverlangen und dich auch mental prüfen. Wäge daher gut ab, wann du diese Methode ergänzend in deinen Plan integrieren willst. Du solltest diese Methode auf keinen Fall über längere Zeit anwenden und sie als eine Art „Breakthrough-Phase“ in der Nähe deines nächsten Plateaus sehen. Zusammenfassend kann man sagen, dass die GVT-Methode dem Motto getreu, viel hilft viel, auch tatsächlich zutrifft. Hier ein kleiner Beispielplan:

Montag

Muskelgruppe	Übungen	Sätze	Wiederholung
Schultern/ Bizeps	**Supersatz:** Military Press im stehen Langhantel Curls	10	10 10
Trizeps/Schultern Antagonist	**Supersatz:** Trizeps am Kabelzug Frontheben mit Kurzhantel	3	10 10

Mittwoch

Muskelgruppe	Übungen	Sätze	Wiederholung
Beine/ Bauch	Sit-Ups am Gerät Alternativ Beinbeuger an der Maschine	10	10 10
Bauch/ Waden Antagonist	Crunches an der Maschine mit Gewicht Wadenheben an der Maschine oder mit Kurzhantel	3	10 10

Freitag

Muskelgruppe	Übungen	Sätze	Wiederholung
Brust/ Rücken	**Supersatz:** Bankdrücken Flachbank Rudern mit Kurzhanteln	10	10 10
Brust/ Rücken Antagonist	**Supersatz:** Butterfly an der Maschine Latzug eng an der Brust anliegend	3	10 10

Abb: 15 Beispielplan GVT-Methode

Ergänzende Trainingsmethoden

Methode	Ziel	Erfahrung	Equipment	Umfang
Pyramiden-training	Kraftaufbau	Anfänger bis Fortgeschrittene	Gewichte	Unterschiedliches Gewicht und andere Wiederholungszahl bei jeder Ausführung
Zirkel-training	Kraftausbau & Ausdauer	Anfänger bis Fortgeschrittene	Nicht erforderlich	Mehrere Übungen, unterschiedliche Satz- und Wiederholungszahl
Tabata	Ausdauer	Fortgeschrittene	Nicht erforderlich	Kurzes, intensives Training. Belastungs- und Pausenintervalle
HIIT	Ausdauer	Fortgeschrittene	Nicht erforderlich	Intensive Intervalle und lange Pausen
Faszien-training	Beweglichkeit	Anfänger bis Fortgeschrittene	Nicht erforderlich	Dehnübungen, Bewegungsübungen und Selbstmassage
Yoga	Beweglichkeit	Anfänger bis Fortgeschrittene	Nicht erforderlich	Traditionelle Dehnübungen und Meditation

Abb. 16: Ergänzende Trainingsmethoden

Wie schon erwähnt, will ich dir in diesem Buch trotz des ganz klaren Mottos des Muskelaufbaus eine kurze Zusammenfassung ergänzender Maßnahmen aufzeigen, die deinen Trainingsplan sinnvoll ergänzen können. Selbstverständlich gilt auch hier, dass du nur die Methoden für dich wählen sollst, die zu dir und deinem Lifestyle passen.

Kraftaufbau mit dem Pyramidentraining

Natürlich wirst du auch über die bereits gelernten Methoden ein gewisses Maß an Kraft aufbauen und dich nachhaltig in diesem Bereich verbessern. Wie du aber schon weißt, funktioniert deine Muskulatur auf verschiedenen Ebenen und so ist es nicht verwunderlich, dass Kraftaufbau nicht zwangsläufig mit dem Muskelaufbau einhergeht. Da der Unterschied aber gerade Anfängern nicht bewusst ist, fasse ich es an dieser Stelle kurz und knackig zusammen. Bodybuilder, wie zum Beispiel Lazar Angelov, haben ein anderes Ziel als Powerlifter, Gewichtheber oder Strongmen. Wie der Name es schon verrät, sind Bodybuilder in ihrem Bestreben bemüht, die bestmögliche optische Physis aufzubauen, während die andere Gruppierung der Kraftsportler eher darauf aus ist, Rekorde zu brechen. Dass ein Bodybuilder auch

Kraft hat, ist mehrfach bewiesen worden. Zum Vergleich ist es wichtig, den Unterschied zu verstehen. Die Muskulatur von Bodybuildern wird im wahrsten Sinne des Wortes „aufgepumpt", ohne eine gewisse Dichte an Muskelfasern auszubilden. Während ein professioneller Bodybuilder, wie Arnold Schwarzenegger also, in seiner Bestzeit etwa 220 kg auf der Bank drücken konnte, löst dieses Gewicht bei den Kraftathleten eher ein müdes Lächeln aus. Für einige der besten Powerlifter ist dieses Gewicht gerade einmal Aufwärmprogramm. Ich denke, du verstehst, dass die unterschiedlichen Ziele auch unterschiedliche Trainingsmethoden nach sich ziehen, die wiederum zu unterschiedlichen optischen Ergebnissen führen. Während der Bodybuilder einem Schönheitsideal hinterherjagt, ist dem Kraftathleten das Sixpack nicht so wichtig und es zählt nur das bewegte Gewicht. Wie du am unteren Bild erkennen kannst, ist der Bodybuilder weit definierter als der Strongman auf der rechten Seite. Dennoch könnte es der Bodybuilder keineswegs mit ihm aufnehmen. Du musst für dich abwägen, welches Ziel du langfristig verfolgen willst. Beide Ziele sind legitim und erstrebenswert. Du musst dir die Frage stellen, was dich in deinem persönlichen Leben weiterbringen wird, und dann hart an deinem Ziel arbeiten.

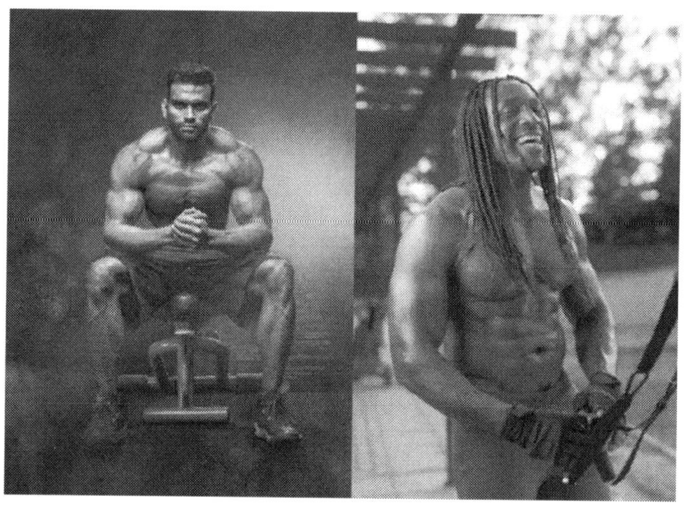

Abb. 17: Vergleich der Physis zwischen Bodybuilder und Strongman

Es stellt sich selbstredend so dar, dass dir ein ergänzender Kraftaufbau auch Vorteile für deinen Muskelwachstum bietet. Eine bewährte Methode, seine Kraft wachsen zu lassen, ist die Pyramiden-Methode, die, wie der Name es schon vermuten lässt, von unten nach oben trainiert wird und den Trainingsumfang beschreibt. Am Fuße der Pyramide steht ein hoher Umfang mit geringen Gewichten. Das bedeutet, du solltest etwa 50 % deines Maximalgewichtes einplanen und dieses etwa 20- bis 25-mal bewegen. Mit dieser ersten Stufe trainierst du vor allem eine Kraftkomponente, die **Kraftausdauer.** Auf der nächsten Stufe steht die **Hypertrophie** im Fokus und hilft dir auch hier beim Aufbau deines Biestkörpers. Der Clou an der Methode liegt in der Varianz verborgen. Du erhöhst nun das Gewicht auf etwa 70 bis 80 % deiner Maximalkraft und wirst wahrscheinlich noch 8-12 Wiederholungen schaffen. Die Spitze der „Pyramide" könnte man als **Maximalkrafttraining** bezeichnen. Der Logik folgend erhöhst du nun das Gewicht auf 90-100 % deiner Maximalkraft und minimierst gleichzeitig die Wiederholungen.

Dieses Programm liefert dir also korrekterweise eine Art allumfassendes Muskeltraining. Aber Vorsicht, der Zeitfaktor allein spricht nur für sich, wenn man zusätzlich zu einem schön definierten Körper auch Kraft aufbauen möchte. Für die reine Optik eignen sich die anderen Methoden besser.

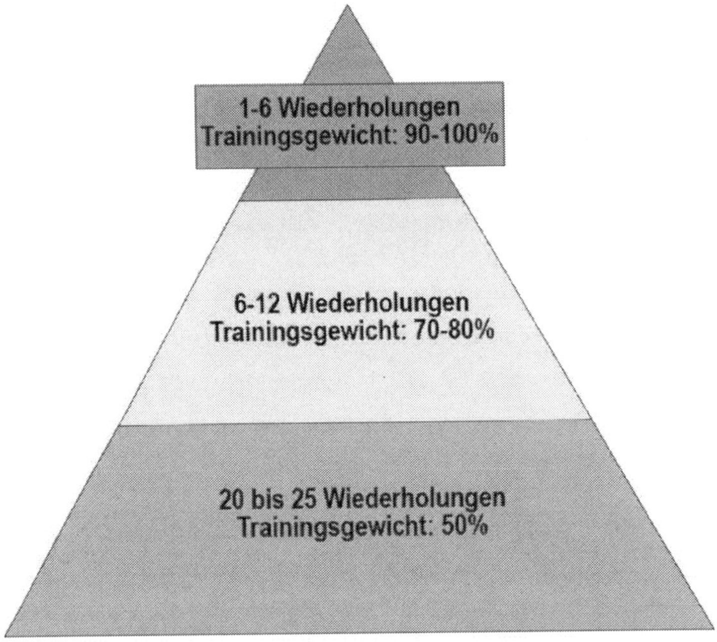

Abb. 18: Darstellung Pyramidentraining

Das Zirkeltraining für deine Kraftausdauer

Vielleicht erinnerst du dich an die wunderschönen Sportsrunden deiner Schulkarriere, in denen du wie die meisten das Zirkeltraining verflucht hast. Wer kann es einem verübeln? Meist wurde diese sehr effektive Methode unterschätzt und auch missverstanden. Ich zeige dir, warum das Zirkeltraining eine gute Ergänzung für dein Programm sein kann.

Was ist Zirkeltraining?

Diese Methode eignet sich am besten, um deine motorischen Fähigkeiten aufs nächste Level zu bringen und dich für dein Krafttraining geschmeidig zu machen. Du trainierst hier Kraft, Ausdauer, Beweglichkeit, Schnelligkeit und Koordination, aber speziell deine Kraftausdauer kann mit diesem Training verbessert werden. Das Zirkeltraining eignet sich hervorragend für den Fitness-Allrounder. Im Gegensatz zur verstaubten und nervigen Schulvariante, die vermutlich noch viele von uns kennen, hat sich auch in diesem Bereich etwas getan. Die moderne Variante schlägt vor, zwischen 3 und 10 Übungen zu trainieren. Am wichtigsten ist es, mit den aufeinanderfolgenden Übungen unterschiedliche Muskelgruppen anzusprechen und die zuvor trainierten Muskeln auf diese Weise der Regenerationsphase auszusetzen. Jede Methode, die ich dir hier vorstelle, hat ihre Vor- und Nachteile. Im Zirkeltraining kannst du, im Gegensatz zu anderen Methoden, frei wählen, ob du die Übungen an der Zeit oder an den Wiederholungen ausrichten möchtest. Ein klassisches und kurzes Workout könnte wie folgt aussehen:

Zeit	Übung
60 Sekunden	Squats
60 Sekunden	Liegestütze
60 Sekunden	Crunches
	5 Wiederholungen ohne Pause

Abb. 19: Zirkeltraining

15 Minuten, die du ohne Probleme in dein Programm integrieren kannst und dabei beinahe mühelos deinen ganzen Körper trainierst. Das Training eignet sich aufgrund seiner Kürze auch hervorragend als Warm-Up-Programm.

Vorteile des Zirkeltrainings

Um dein Trainingsprogramm sinnvoll abzurunden, ist das Zirkeltraining eine wunderbare Methode. Einmal in deine Trainings-Gewohnheiten integriert, kann es dir dabei helfen, deine Kraft, Ausdauer, Schnelligkeit, Beweglichkeit und Koordination auszubauen. Außerdem trainierst du deine Kraftausdauer und dein Herz-Kreislauf-System und beugst so schweren Krankheiten vor. Diese Methode eignet sich hervorragend für Eilige, da sie mit minimalem Zeitaufwand verbunden ist. Du benötigst keinerlei Equipment und kannst das Training somit jederzeit und überall absolvieren.

Das HIIT-Training für einen definierten Körper

Wie du in Abbildung 12 sehen kannst, gibt es einen wesentlichen Unterschied zwischen der HIT- Methode und dem HIIT-Training. Das HIIT-Training dient dem Aufbau deiner Kraftausdauer und der Ausdauer im Allgemeinen. Im Gegensatz zum HIT geht das HIIT noch einen Schritt weiter und fügt dem intensiven Training Intervalle hinzu, in denen dein Körper zwischen extremer Belastung und moderater Entspannung in nur wenigen Minuten wechselt. Das HIIT steht für High Intensity Intervall Training und ist oftmals ein fehlender Schlüssel zum Trainingserfolg. Nicht ohne Grund liegt diese Art des Trainings bereits seit Jahren an der Spitze der Fitnesstrends, was auch eine Studie[18] der ACSM's Health & Fitness Journal zusammen mit über 100.000 Experten aus der Gesundheits- und Fitnessbranche auf der ganzen Welt herausfand. Wie der Name bereits vermuten lässt, geht es beim HIIT um den Wechsel von intensiven Trainingsphasen und moderaten Pausen. Diese Kombination wird dich gerade am Anfang an deine Grenzen bringen.

Das Geheimnis des in der Fitnesswelt sehr beliebten Modells ist der Wechsel zwischen einer hochintensiven Aktiv-Phase, auch Aktiv-Slot genannt, und moderaten Phasen bzw. aktiven Pausen. Was bitte sind denn aktive Pausen, wirst du dir jetzt vielleicht denken. Das ist ganz einfach erklärt. Du trainierst in Intervallen, die sich abwechselnd aus den intensiven und ruhigen Elementen zusammensetzen. Das kann

[18] Roy, Brad A.Ph.D., High-Intensity Interval Training Efficient, Effective, and a Fun Way to Exercise Brought to you by the American College of Sports Medicine, ACSM's Health & Fitness Journal: **May/June 2013 - Volume 17 - Issue 3 - p 3**

zum Beispiel eine kurze Phase des Sprintens sein, der du dann ruhiges Gehen als aktive Pause folgen lässt. Das Intervall umfasst also eine Belastungseinheit und eine kurze Pause zur Erholung. Die Belastung deines Organismus ist hierbei dauerhaft hoch. Ob du die Methode richtig ausführst, merkst du an deiner Herzfrequenz. Diese sollte in der Belastungsphase tatsächlich zwischen 85 und 100 % deiner maximalen Herzfrequenz liegen. Um hier auf Nummer sicher zu gehen, empfehle ich dir, vorher deinen Hausarzt aufzusuchen und ein Leistungs-EKG durchzuführen. Während der Pausenzeit darf dein Puls auf etwa 50 % der maximalen Herzfrequenz absinken.

Wie läuft dein HIIT-Programm ab?

Es gibt keine Faustregel für diese Methode. Du solltest dich wie immer wohl dabei fühlen, dich selbst herausfordern, aber nicht überfordern. Du kannst dich an den Erfahrungen anderer Sportler entlang hangeln. Die Workouts sind so individuell wie du und können so zwischen 4 und 45 Minuten andauern. Die Intensivphase sollte üblicherweise zwischen 15 und 60 Sekunden andauern und variiert stark nach Trainingszustand. Die aktive Ruhephase nimmt eine Zeitspanne von 10 bis 30 Sekunden ein. Nimm dir hier ungefähr die Hälfte der Aktivzeit. Halte die Pausen so kurz wie möglich, damit dein Level oben gehalten werden kann. Du sollst an deine Grenzen gehen und diese nachhaltig erweitern! Dieses Buch heißt schließlich nicht „Vegan Softie". Du darfst deinen Puls bis zum Anschlag spüren und dich auf die Ergebnisse freuen. Denn im Prinzip ist es egal, ob du 5 oder 40 Minuten Vollgas gibst. Du wirst in jedem Fall von den Vorzügen dieser Methode profitieren. HIIT kurbelt deinen Fettstoffwechsel an und brennt auch noch Stunden nach der Einheit nach, insofern du es richtig machst. Genau darum geht es schließlich. Außerdem trainierst du dein Herz-Kreislauf-System und erhöhst deine maximale Sauerstoffaufnahme, was dich wiederum vitaler und gesünder macht.

Wie oft solltest du HIIT trainieren?

Das kann man nicht pauschalisieren und die Häufigkeit hängt von dir, deinem Willen, deinem Durchhaltevermögen und selbstredend von deinem Alltag ab. Mache dir deine Gedanken und dann deine Hausaufgaben. Wie passt das Training in deinen bestehenden Plan? Opfere auf keinen Fall die wichtigen Regenerationsphasen. Die Methode soll dir als stimmige Ergänzung dienen und sollte auf keinen Fall jeden Tag ausgeführt werden. Der Vorteil an dieser Methode ist, dass du in kürzerer Zeit sichtbare Erfolge erzielen kannst. Du benötigst aber auch längere Erholungsphasen.

Vorteile des HIIT-Trainings

1. Du kannst mit dieser Methode deinen Fettstoffwechsel anregen und so auch die hartnäckigen Fettpölsterchen um die Hüfte loswerden.
2. Du baust zusätzliche Muskelmasse auf bzw. förderst die Durchblutung deiner Muskeln.
3. Du trainierst Ausdauer und Muskelaufbau. Mehrere Studien belegen die Zeitersparnis im Vergleich zu moderatem Lauftraining.
4. Das Wachstumshormon HGH, welches maßgeblich am Muskelwachstum beteiligt ist, wird

vermehrt ausgeschüttet. Dieses Hormon wird auch als Geheimtipp für Anti-Aging-Wirkungen verantwortlich gemacht.

5. Senkt das Stresslevel und fördert das Wohlbefinden.[19]

Besondere Eigenschaft des HIIT

Es ist mal wieder an der Zeit für ein wenig Biochemie. Es gibt zahlreiche Studien, die den Zusammenhang zwischen sportlicher Betätigung und der sog. Autophagie belegen. Doch was ist Autophagie und wie nutzt sie deinem Körper?

Ich zeige dir die Vorteile für dich und deinen Körper auf. Du bekommst ein paar Grundlagen an die Hand, ich gehe aber nicht allzu sehr in die Tiefe. Doch nun von vorne.

Was ist Autophagie?

Man könnte sie als eine Art Müllabfuhr des Körpers bezeichnen, die dafür sorgt, dass alte und kaputte Zellen abgebaut und vernichtet werden. Die Autophagie spielt sich innerhalb der Zelle ab, kommt aus dem Griechischen und bedeutet so viel wie „sich selbst essen". Das „Auto" (griech.: autos) bezieht sich auf die eigenen alten und defekten Zellbestandteile, wie Proteinhüllen, Organellen oder Zellmembranen. Das „Phagie" (griech.: phagein) bedeutet „essen" und deutet die Funktion schon sehr deutlich an. Stell dir vor, alle alten und nutzlosen Zellen würden nicht abgebaut. Das wäre mit Sicherheit kein sehr gesunder Zustand. Autophagie ist weit mehr als die bloße Müllabfuhr deines Körpers. Sie ist vielmehr eine Art Recyclingprozess, in dem alte Zellstrukturen abgebaut werden, um neue zu erschaffen. Evolutionär gesehen machte dieses System insbesondere zu Zeiten des Hungers sehr viel Sinn, um Energie zu sparen. Bereits zu Beginn der Industrialisierung bemerkte man die Korrelation zwischen Hungerperioden und besserer Gesundheit. Wenn keine oder wenig Nahrung vorhanden ist, greift der Körper vermehrt auf diesen Trick zurück, um aus alten Zellstrukturen neue zu bilden.[20] Da wir uns quasi ständig selbst erneuern, müssen verbrauchte Zellen abgebaut werden. Man stelle sich die Müll-Flut vor, wenn dem nicht so wäre. Während sich also dein Körper alter Zellteile entledigt, füllt sich der sogenannte Zellmagen (Lyosom) mit den Restteilen und spaltet diese in kleinste Teile auf. Diese werden entweder als Bausteine für neue Zellen genutzt oder in Energie umgewandelt.[21] Also ein durchaus wichtiger Prozess, den man auch anregen und so geschickt für die eigene Leistungsfähigkeit nutzen kann.

---

[19] M. J training in health and disease. March 1, 2012 The Journal of Physiology, 590, 1077-1084. Gibala et al. Physiological adaptations to low- volume, high-intensity interval

[20] Sience Direct: Ageing Research Reviews, Volume 47, November 2018, The effect of fasting or calorie restriction on autophagy induction: A review of the literature

[21] National Center for Biotechnology Information: Cell Discovery, 2020;6:6 Published online 2020, Lyosome biology in autophagie

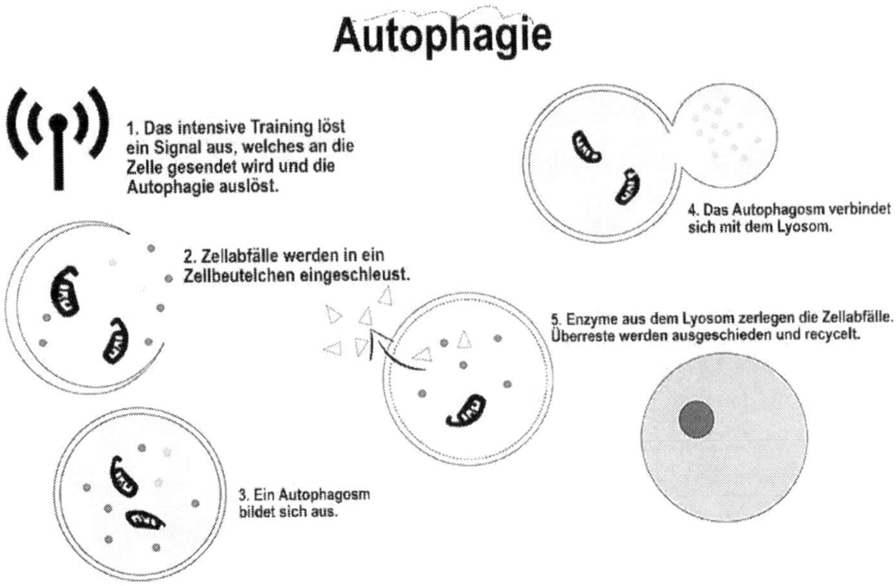

Abb. 20: Autophagie

Es ist also so, dass man dieses evolutionäre Notsystem durchaus für einen gesunden und vitalen Körper nutzen kann, indem man in einen „Hungerstoffwechsel" übergeht und dem internen Recyclingprozess Raum gibt. Durch unser heutiges Überangebot an Nahrung reduzieren die meisten Menschen ihren Aufräumprozess auf ein Minimum, was viele negative Auswirkungen auf den Körper haben kann. Schlappheit, chronische Entzündungen und auch chronische Krankheiten sind keine Seltenheit. Es würde den Rahmen sprengen, auf die genauen Folgen einzugehen. Es sei nur so viel gesagt, dass es durchaus sinnvoll ist, der eigenen Autophagie auf die Sprünge zu helfen. Es gibt die verschiedensten Methoden, dieses Kaloriendefizit zu erzeugen. Einige Studien legen nahe, dass insbesondere Fasten und Intervallfasten wirkungsvolle Methoden sind, die du innerhalb deines Trainings je nach Ziel und Trainingsphase integrieren kannst. Bitte faste nicht ohne Unterstützung und Expertise. Am besten sprichst du mit deinem Hausarzt über das Vorhaben und lässt dich fachkundig dazu beraten. Du kannst zusätzlich auch auf gute Fachliteratur zurückgreifen und zum Beispiel vom Profiwissen der Fachärztin für Allgemein- und Ernährungsmedizin Frau Dr. Petra Bracht profitieren. In ihrem Werk „Intervallfasten – Für ein langes Leben – Schlank und gesund" erfährst du alles, was du zum Topic wissen musst. Da du in diesem Buch aber zum Biest avancieren willst und natürlich in erster Linie für den Aufbau nicht hungern kannst, kann ich dich beruhigen und dir versichern, dass das HIIT-Training eine wunderbare Alternative zum Fasten darstellt. Der wissenschaftliche Konsens geht davon aus, dass moderates Cardiotraining und HIIT in der Anregung der Autophagie etwa gleich wirkungsvoll sind. Es gibt aber besonders in der mittel- und langfristigen Zielverfolgung wesentliche Vorteile des HIIT-Trainings:

1. Das HIIT-Training führt vermehrt zur Reduktion von oxidativem Stress in der Regenerationsphase. Das bedeutet, dass HIIT-Sportler, im Gegensatz zu Cardio-Sportlern, den Rest des Tages ruhiger und gelassener sind.

2. Im Gegensatz zum Cardio führt das HIIT-Training gezielt zum Muskelaufbau und das kommt deiner Mission zu einem ansprechenden Körper natürlich sehr gelegen. Ein klares Bild zeichnet hier wohl der Vergleich zwischen einem Sprinter und einem Langstreckenläufer.
3. Das HIIT-Training verbessert auch das Verhältnis bestimmter Zytokine[22], die, in bessere Balance gebracht, vermehrt zur Produktion von Autophagosomen beitragen können und somit eine beschleunigte Autophagie ermöglichen.
4. Weitere Studien legen nahe, dass eine generelle Steigerung der aeroben Leistungsfähigkeit im Gegensatz zum reinen Cardio-Training führt. Durch regelmäßige Praxis wird trotz Anregung des anaeroben Stoffwechsels eine größere Ausdauer aufgebaut als im Cardio-Training.
5. Zu guter Letzt sparst du mit dem HIIT-Training schlicht jede Menge Zeit, die du für andere schöne Dinge verwenden kannst.

---

[22] Proteine, die Wachstum und Differenzierung von Zellen regulieren

Fett verbrennen in unter 4 Min. – dank Tabata

Tabata ist eine Sonderform des HIIT-Trainings. Beim Tabata trainierst du lediglich vier Minuten – und zwar in acht Intervallen mit jeweils 20 Sekunden Belastung und 10 Sekunden Pause. Diese vier Minuten haben es in sich und werden dir alles abverlangen, was du hast. Durch den schnellen Wechsel kannst du deine Fettverbrennung ankurbeln. Auch bei dieser Sonderform des HIIT gilt, dass du an deine körperlichen Grenzen gehen musst, um einen Erfolg zu erreichen. Von nichts kommt nichts!

Die Frage, ob das Tabata-Training wirklich so effektiv ist, untersuchte der japanische Begründer und Sportwissenschaftler Izumi Tabata in einer Studie[23], die bereits im Jahr 1996 in der Fachzeitschrift Medicine & Science in Sport & Exercise (MSSE) erschien und hohe Wellen schlug. Die Studie untersuchte die Effekte von moderatem Ausdauertraining und einem intensiven Intervalltraining und verglich die Ergebnisse miteinander.

Mithilfe der Studie fand man heraus, dass das Tabata-Training deutliche Vorteile im Vergleich zum gewöhnlichen Ausdauersport bei Top-Athleten bereithält. Dasselbe Ergebnis bestätigt auch der Hamburger Fitness- und Ernährungscoach Patrick Gewe und sagt, dass nur 4 Minuten Tabata genauso effektiv sind, wie eine Stunde auf dem Crosstrainer zu strampeln. Wie auch das herkömmliche HIIT- Training sorgt das Tabata für einen beachtlichen Nachbrenneffekt, der dein Körperfett wie Butter schmelzen lassen wird. Es ist wichtig, zu verstehen, dass die 1996 durchgeführte Studie und das damit verbundene Tabata-Protokoll auf Wunsch des damaligen Trainers der japanischen Eisschnellläufer- Riege Koichi Irisawa stattgefunden hat und sich demnach auch in der Umsetzung mit Elite-Athleten beschäftigte. Die Methode wurde also zum einen bereits von Irisawa angewandt und bezieht sich zum anderen primär auf die Leistungssteigerung von Profi-Sportlern. Die Studie wurde schließlich mit Fahrradfahrern auf Ergometern durchgeführt und mit späteren Ergebnissen von Schwimmern abgeglichen und bestätigt.[24]

> Beachte bitte, dass diese noch intensivere Methode nur für erfahrene Athleten von Nutzen ist, da das hohe Leistungspensum nicht von Anfängern über die Intervalle hinweg aufrechterhalten werden kann.

Leistungsfähigkeit

Um das Training korrekt zu absolvieren, muss es zwingend aus 8 Intervallen zu je 20 Sekunden Training und 10 Sekunden Pause bestehen. Während dieser Zeit setzt du deinen Körper extremen Belastungen aus. Um diese Belastung und deren Trainingserfolg in ein Verhältnis zu setzen, hat die Sportmedizin den Wert VO2max eingeführt. Der Wert beschreibt die maximale Sauerstoffmenge, die von deinem Körper während

[23] Tabata I, Nishimura K, Kouzaki M, et al.(1996). Effects of moderate-intensity endurance and high-intensity intermittent training on anaerobic capacity and VO2max. Med Sci Sports Exerc 28 (10): 1327–30.

[24] www.trainer-magazine.com/tabate-raus-aus-der-komfortzone

der maximalen Auslastung aufgenommen werden kann, und wird daher als Maß der Leistungsfähigkeit angesehen. Die Messung erfolgt normalerweise über eine Atemgasanalyse während einer Stufensteigerung der Ausdauerbelastung. Die Abkürzung VO2max steht hierbei für Volumen, Sauerstoff und Maximum und wird in ml/min/kg angegeben. Soll heißen, dass der Wert maßgeblich von der Körpermasse abhängt und mit steigender Masse nach oben korrigiert werden muss. Um interindividuelle Vergleiche zu ermöglichen, wird der VO2max in Relation zum Körpergewicht betrachtet. Der relative Wert beschreibt also die auf die Körpermasse bezogene Sauerstoffaufnahmekapazität der jeweiligen Person.[25] Als Orientierung habe ich dir die Normwerte herausgesucht und hier angezeigt:

Frauen	ca. 35 ml/min/kg
Männer	ca. 40 ml/min/kg
Leistungssportler	ca. 60-80 ml/min/kg

Abb. 21: VO2max-Werte – Männer und Frauen

Wie bereits erwähnt, dient der Wert dazu, die eigene Leistungsfähigkeit quantifizierbar zu machen und den Trainingsfortschritt systematisch festhalten zu können. Der VO2max steht hierbei für die Leistung sauerstoffaufnehmender, sauerstofftransportierender und sauerstoffverwertender Teilsysteme deines Organismus. Indem du dein Herz-Kreislauf-System nachhaltig kultivierst, befähigst du deinen Herzmuskel dazu, in kürzerer Zeit mehr Blut durch dein System zu pumpen und so mittels Gasaustausches deiner Arbeitsmuskulatur mehr Sauerstoff zur Verfügung zu stellen. Kurz gesagt: Du steigerst deine kardiorespiratorische[26] Leistungsfähigkeit. Zahlreiche Studien legen eine Korrelation zwischen dem Wert und einer gesunden Lebensweise dar. Je höher der VO2max, desto geringer ist das Risiko, an einer Herz-Kreislauf-Erkrankung zu versterben. Die extrem hohe Belastung beim Tabata- Training sorgt durchschnittlich für einen VO2max-Wert von etwa 170 % und verschiebt nachhaltig dessen Grenzen nach oben. Wie vorangehend beschrieben, müssen den Intervallen Pausen von je 10 Sekunden folgen, um das Leistungsniveau hochzuhalten. Die laut Tabata-Protokoll geforderten 170 % des VO2max-Wertes legen also nahe, dass ein durchschnittlicher Sportler diesen Wert nicht erreichen kann und es besser auch nicht versuchen sollte.

Bist du Durchschnitt?

Musst du also auf diese hoch effektive Methode verzichten? Nein, das musst du nicht! Da du dieses Buch in den Händen hältst, bist du wahrscheinlich weder durchschnittlich noch wirst du dich mit dem Durchschnitt

[25] www.akademie-sport-gesundheit.de,lexikon

[26] Bezieht sich auf das Zusammenspiel zwischen Herz und Lunge,sowohl auf ihre Funktionen wie auch auf ihre Lage im Körper.

zufriedengeben. Du gehörst wahrscheinlich zu der Sorte Mensch, der seine Grenzen immer wieder verschiebt und besser wird. Genau deswegen wird auch diese Methode früher oder später interessant für dich werden.

Tipps für den Start

1. Du solltest deine aktuelle Fitness über deinen VO2max messen und dir erklären lassen. Dafür kommen dein Hausarzt, Personal Trainer oder gute Lektüre und ein Fitnesstracker mit dieser Funktion infrage.
2. Trainiere zunächst normales HIIT, bevor du dich an die „Masterclass" heranwagst.
3. Kontrolliere deinen körperlichen Zustand auf regelmäßiger Basis und dokumentiere deine Fortschritte genau.
4. Wenn du soweit bist, leg einfach los und werde besser!

Das Training bringt dir einen enormen Vorteil über seine Vielschichtigkeit. Es kann sehr abwechslungsreich gestaltet werden und wird daher bestimmt nicht langweilig werden. Du kannst die intensiven Einheiten sowohl über Ausdauerübungen als auch über Kraftübungen absolvieren. Beispiele hierfür sind alle Übungen, die du mit deinem eigenen Körpergewicht ausführen kannst. Die einzige Bedingung für ein erfolgreiches Tabata-Training ist, dass du nach dem Training auf dem Zahnfleisch gehen solltest. Wenn du nach den Einheiten noch Energie hast, dann hast du definitiv etwas falsch gemacht. Dein Kalorienverbrauch bleibt für 24-72 Stunden auf einem maximalen Level. Die 4-minütige Limitierung und das ständige Ausloten der eigenen Grenzen führen zu einer rapiden Kräftigung deines Herz-Kreislauf-Systems. Du wirst deine aeroben und anaeroben Fähigkeiten, die du etwa beim Laufen, Klettern, Schwimmen oder Radfahren benötigst, auf ein neues Level heben können. In der Tabata-Studie konnten die Teilnehmer innerhalb von nur sechs Wochen einen Zuwachs von 28 % in ihrer anaeroben Leistungskurve verzeichnen. Ihre aerobe Kondition stieg dabei um 15 %. Während des Trainings wirkt ein enormes Stresslevel auf deinen Organismus, welches im Umkehrschluss für den langen Nachbrenneffekt und die tiefe Entspannung nach dem Training sorgt.

Geschmeidig und beweglich durch Faszientraining

Warum dir Beweglichkeit für dein Vorhaben, den „Beastmode" einzuschalten, entgegenkommt, liegt eigentlich auf der Hand und dennoch verbirgt sich im sogenannten „Faszientraining" mehr, als du im Moment vielleicht ahnen kannst. Was genau es damit auf sich hat, erfährst du jetzt. Einfach ausgedrückt, handelt es sich bei dem Wort „Faszien" um einen Neologismus[27], der abgeleitet aus dem lateinischen „fascia" (Binde, Band, Bandage) für Bindegewebe steht und das faserige Gewebenetz, das unseren gesamten Organismus durchzieht und dabei Muskeln, Organe und Bänder umhüllt, beschreibt. Der Begriff

[27] Wortneuschöpfung

fand großen Anklang, seit die internationale „Faszienforschung" Fahrt aufgenommen hat.

Faszien befinden sich auch in den Knorpeln, Knochen, im Rückenmark und sogar im Gehirn. Eine bestimmte Zellenart in deinen Faszien, die sogenannten Fibroblasten, produzieren große Mengen der verschiedensten Stoffe. Besonders wichtig sind hier das Elastin und auch die Kollagenfasern. Die aus Eiweißen bestehenden Kollagenfasern können sich in dichten Strängen vernetzen und eine ähnliche Zugfestigkeit wie Stahl entwickeln. Im Gegensatz dazu stellen die Fibroblasten auch einfache und geschmeidige Fasern her, die sich in ihrer Länge durch das Elastin doppeln können. Diese Gewebeart liegt zwischen Muskeln, deinen Organen und anderem Gewebe und dient als Klebstoff und als Schmiermittel in deinem Körper. Je elastischer und geschmeidiger du bist, desto besser wirst du deinen Körper spüren und kontrollieren können. Alle Faszien sind in einem engmaschigen Netz miteinander verbunden und geben deinem Körper den nötigen Halt, aber auch Flexibilität. Hättest du keine Faszien, würden deine Muskeln ihre Form verlieren, die Knochen ihren Halt an den Boden abgeben und deine Organe wild im Inneren umherfallen.

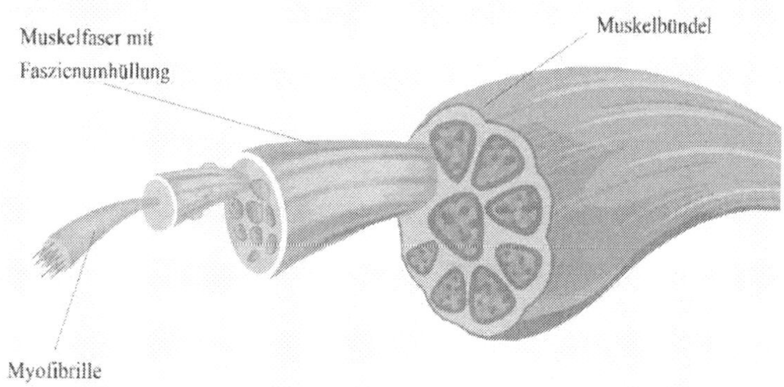

Abb. 22: Faszien

Wozu Faszientraining?

Zum einen bietet dir der ganzheitliche Ansatz, deine Beweglichkeit zu trainieren, einen immensen gesundheitlichen Vorteil und zum anderen können Faszien durch stetigen Stress, wenig Bewegung oder eine suboptimale Körperhaltung verkleben, was viele Probleme nach sich ziehen kann. Mit gezieltem Faszientraining kannst du diesen Verklebungen vorbeugen und sie auch wieder aufheben. Außerdem erhöhst du deine Beweglichkeit und dein Wohlbefinden. Seit es möglich ist, Faszien per hochauflösendem Ultraschall zu beobachten, brachte die Wissenschaft immer wieder Erstaunliches zu Tage. Faszien können sich beispielsweise unabhängig von Muskeln zusammenziehen. Außerdem organisieren sie die Kraftübertragung der einzelnen Muskeln und speichern Energie für einen späteren Zeitpunkt. Es befinden sich ungeahnt viele Bewegungssensoren und Schmerzrezeptoren innerhalb der Faszien. Die Anzahl übersteigt die deiner Muskeln und Gelenke zusammen. Somit gilt das Bindegewebe als das größte Sinnesorgan des Menschen. Faszien fungieren als unablässiger Vermittler von Signalen, die in das Gehirn gelangen. Das gelingt ihnen über eine Verbindung mit dem vegetativen Nervensystem. So gesehen befähigen dich deine Faszien dazu, dich selbst im Raum wahrzunehmen und deine Bewegungen zu koordinieren, ohne ständig bewusst darüber nachdenken zu müssen. Es wird ihnen sogar die Fähigkeit der Informationsspeicherung, also der Erinnerung von beispielsweise Schmerz, nachgesagt. Es liegt also nahe, auch diese Fähigkeiten auszubauen und in einen ausgewogenen Trainingsplan zu integrieren. Es gibt eine Reihe weiterer Argumente, deine Faszien zu trainieren. Ich habe dir an dieser Stelle die wichtigsten zusammengefasst:

1. Steigerung der Flexibilität und des Wohlbefindens
2. Reduzierung von Muskelkater
3. Beschleunigung der Regeneration über Steuerungsprozesse

Wichtig für die Damen:
Mit einem guten Faszientraining kannst du Cellulite vorbeugen. Hier macht allerdings die Dosis das Heilmittel. Du solltest, um Cellulite vorzubeugen oder sie zu bekämpfen, nicht öfter als drei Mal die Woche deine Faszien mit der Rolle trainieren.

Zeit für den praktischen Teil! Der Humanbiologe und Diplom-Psychologe mit dem Forschungsschwerpunkt Faszienforschung Dr. Schleip gibt in seinem Werk „Faszien Fitness" nicht nur Tipps und Tricks im richtigen Umgang mit unserem „reichhaltigsten Sinnesorgan", wie er es nennt, sondern stellt auch eine genaue Anleitung zur Verfügung, die ich dir an dieser Stelle kurz und prägnant zusammenfassen möchte. Laut Dr. Schleip setzt sich ein umfassendes und gesundes Faszientraining aus drei Komponenten zusammen. Am besten praktizierst du diese Art der Bewegung anhand verschiedener Sprungübungen. Es bietet sich ein Springseil an. Die Übungen regen die Vernetzung deiner Faszien an. Laut Dr. Schleip bekommt die Faszienhülle durch das Hüpfen eine bessere Vorspannung. Die federnde Komponente der Übung habe außerdem positive Auswirkungen auf die beteiligten Muskeln. Der Faszienforscher empfiehlt, eine langkettige Dehnung über mehrere Gelenke auszuweiten, da diese Bewegungen für das Fasziennetz besser sind und nachhaltig zur Verbesserung der Struktur führen. Als langkettige Dehnungen könnte man Yoga-Übungen einstufen, die an das Rekeln einer Katze erinnern.

Training mit der Faszienrolle

Diese Art des Faszientrainings sagt dir mit hoher Wahrscheinlichkeit am meisten. Mit der sogenannten „Blackroll" kannst du die einzelnen Bereiche bearbeiten und so die Durchblutung anregen und die Stärkung des Bindegewebes maßgeblich beeinflussen. Je nach Ziel und Ausdauer kannst du dein Faszientraining in dein bestehendes Trainingskonzept einfügen. Es stellt dabei kein eigenständiges Training dar und kann nur als sinnvolle Ergänzung gesehen werden. Für einen schönen, muskulösen und vor allem aber effektiven Körper kannst du mit der Rolle trainieren. Dein zunehmend trainiertes Bindegewebe, welches die Muskeln unterstützt, wird dich vor schlimmem Muskelkater bewahren.

Yoga als besondere Variante des Faszientrainings

Wie ich bereits erwähnt habe, eignet sich Yoga hervorragend, um deinen Körper ausgiebig zu dehnen und somit deinen Faszien auf die Sprünge zu helfen. Neben der guten Beweglichkeit, die sich mit der Zeit entwickeln wird, hat Yoga auch den Vorteil, dich in deine Mitte bringen zu können und Geist und Körper zu vereinen. Die traditionelle Yoga-Praxis setzt einen Meditationsteil bzw. Meditativen „Flowstate" in der Ausführung voraus. Du kannst dich auf YouTube umsehen oder eine Schnupperstunde im Studio mitnehmen, um zu sehen, ob Yoga eine sinnvolle Ergänzung für dich sein kann.

Muskelaufbau bei Frauen

Das hier ist ausschließlich der Part in diesem Buch, der sich dem frauengerechten Krafttraining widmet. Vielleicht denkst du dir jetzt, dass diese Aussage ein ganz schön sexistisches Brett ist. Vertrau mir, das ist es nicht, denn es gibt physiologische und biologische Unterschiede, die nicht zu vernachlässigen sind und deswegen angesprochen werden müssen. Keine Sorge, das bisher Gelernte über die Funktionsweise der Muskulatur und das Training an sich gelten quasi als unisex. Du kannst das Wissen in deinen Plan miteinfließen lassen. Nein, das sollst du sogar! Der wesentliche Unterschied liegt in der Art und Weise, wie trainiert werden sollte. Schließlich willst du optimal trainieren und nicht falsch angeleitet werden. Du musst keine Angst davor haben, nach intensiven Trainingseinheiten nicht mehr durch die Tür zu passen – vor lauter Muskelwachstum , da dein Körper eine andere Zusammensetzung aufweist als der der Männer. Auch das weibliche Hormon Östrogen bewahrt dich davor, am Ende wie ein Schrank auszusehen. Um also deine Strandfigur zu erreichen, ist das Krafttraining an die physiologischen Voraussetzungen des weiblichen Körpers anzupassen, und genau das machen wir jetzt. Du bekommst im nächsten Kapitel neben dem Grundwissen zehn Tipps an die Hand, wie du diesen Sommer im Freibad, am See oder auch am Strand glänzen wirst. Hab bitte auch keine Sorge, wenn du als Frau tatsächlich organisch Muskeln aufbauen willst, es ist keineswegs unmöglich, es bedarf nur einer anderen Herangehensweise. Um diese plausibel zu erläutern, musst du zunächst den Unterschied verstehen.

Muskelaufbau bei Frauen: Mit diesen 9 Tipps erreichst du deine Strandfigur

Der wohl wesentlichste Unterschied ist die bloße Größe der Muskeln und die damit einhergehende Maximalkraft. Es liegt auf der Hand, dass es einen direkten Zusammenhang zwischen der erhöhten maximalen Kraftentfaltung, sowie der lokalen Muskelausdauer bei Männern geben muss. An dieser Stelle ist mehr tatsächlich mehr und nicht weniger. Das erhöhte Muskelvolumen bei Männern sorgt für diese Effekte der größeren Kraftentfaltung. Einen Auslöser für diesen Unterschied kann man im Hormonhaushalt der Männer finden. Das männliche Sexualhormon Testosteron ist am Aufbau von Muskelmasse und -gewebe maßgeblich beteiligt und lässt die Muskeln von Männern größer und auch breiter werden. Der Hormonspiegel einer Frau weist einen etwa zehn- bis zwanzigfach niedrigeren Gehalt am androgenen Hormon auf, als es bei Männern der Fall ist. Außerdem ist auch das Verhältnis des Körpergewichts und der Muskelmasse per se ein anderes. Der durchschnittliche Mann wartet mit etwa 38 % am Gesamtgewicht auf, während die Frau auf ungefähr 31 % Muskelmasse kommt. Auch innerhalb der Muskeln gibt es Unterschiede. Frauen besitzen inmitten ihrer einzelnen Muskeln weniger Muskelfasern und damit logischerweise auch weniger Muskeldichte, was sich wiederum auf die Kraftentwicklung auswirkt. Ebenfalls bringen es die Muskelfasern im Querschnitt auf eine sehr viel kleinere Fläche. Dennoch ist es Frauen natürlich möglich und es ist auch sinnvoll, die eigene Kraftentwicklung zu fokussieren und mit gezieltem Training maßgeblich zu beeinflussen. Insbesondere das Training mit hohen Gewichten spricht dann möglichst viele Muskelfasern an und hält den Körper jung und vital. Selbstverständlich kannst du als Frau auch auf den Schwerpunkt Muskelhypertrophie trainieren. Schließlich ist dies die Basis eines jeden schweren Krafttrainings. Du solltest dir dafür lediglich mehr Zeit einräumen und akkurat und fleißig trainieren. Denn selbst, wenn dein Muskelanteil durch intensives Krafttraining zunehmen sollte, wirst du weniger Zuwächse generieren als deine männlichen Kollegen.

Die positiven Wirkungen für Frauen

1. Prävention von Verletzungen durch starke Muskulatur, Bänder und Sehnen
2. Erhöhung der fettfreien Körpermasse
3. Erhöhung der Knochendichte durch nachhaltige Mineralisierung
4. Anti-Aging-Effekte durch die Ausschüttung körpereigener Botenstoffe
5. Längere Lebenserwartung und geringere Anfälligkeit für Zivilisationskrankheiten
6. Höheres Selbstvertrauen

Grundsätzlich steht deinem intensiven „Beastmode-Training“ nichts im Wege und du kannst ebenso hart und leidenschaftlich trainieren, wie dein männliches Pendant. Du solltest allerdings einige Dinge, aufgrund deiner physiologischen Gegebenheiten, beachten und in deiner Planung berücksichtigen. Mach dir zunächst klar, dass deine Angst, „Muskelberge“ aufzubauen, unbegründet ist und du sie mit gutem Gewissen ad acta legen kannst. Insofern du dir keine exogene Testosteron-Quelle zuführen wirst, hast du auch keinen enormen Massezuwachs zu erwarten. Die wahren Unterschiede sind minimal, sollten aber unbedingt im Training beachtet werden. Wie ich es bereits erwähnt habe, liegt der physiologische Unterschied im Verhältnis der drei verschiedenen Muskelfasern. Etwa 75 % der Frauen weisen einen höheren Anteil der ST-Fasern anstatt der FT-Fasern auf. Die anderen 25 % der Frauen befassen sich aktiv bereits mit dem Thema Kraft- und Schnellsport. Den hauptsächlichen Grund für diese Verteilungskurve sehen Mediziner darin, dass Frauen im Alltag eher weniger mit schweren Lasten in Berührung kommen. Diese Verteilung der Faseranteile spricht dafür, dass gerade im Krafttraining etwas mehr Geduld aufgebracht werden muss, als das bei Männern der Fall ist.

Weitere Unterschiede

Dieser physiologische Unterschied macht sich insbesondere in der Maximalkraft bemerkbar. Studien zeigen, dass die durchschnittliche Maximalkraft bei Frauen, gemessen an einer breiten Gruppe und vergleichbaren Sportarten, etwa 60 % des männlichen Pendants entspricht. Neben den bereits erwähnten Unterschieden der Muskelfasern muss die unterschiedliche Konzentration der Sexualhormone beachtet werden. Gerade zu Zeiten der Menstruation unterliegen Frauen großen Schwankungen im Hormonhaushalt. Verschiedene weibliche Sexualhormone, wie Gestagene oder auch Progesteron, die vermehrt zu Zeiten des Zyklus auftreten, können sich nachteilig auf das Training auswirken. Daher solltest du, falls du einen Leistungsabfall während deiner Periode bemerkst, eher einen Gang herunterschalten. Auch der Leistungsträger Testosteron ist in unterschiedlichem Maße im weiblichen Körper vorhanden. Je mehr du trainieren wirst, desto höher wird dein Testosteronanteil werden, der dich wiederum beim Krafttraining unterstützen wird.

Mit diesen 9 Tipps erreichst du deine Strandfigur

Jetzt soll es darum gehen, dich fit, zufrieden und rundum glücklich zu machen. Vergiss bitte, was die Werbung dir suggerieren möchte. Du musst kein 45 kg-Hungerhaken werden, um deinen schönen und definierten Körper voller Stolz zu präsentieren. Du bekommst von mir 9 Tipps, die dir dabei helfen, deine Wohlfühlfigur zu erreichen.

Iss genug

Es ist eine alte und verstaubte Vorstellung, sich in die richtige Form hungern zu wollen. Insbesondere wenn du Muskeln aufbauen willst, braucht dein Körper Substanz, die er umbauen kann. Deswegen solltest du ihn gerade in den Hypertrophie-Phasen mit einem leichten Kalorienüberschuss versorgen. Dein Körper benötigt auch den richtigen Treibstoff, um einwandfrei zu funktionieren. Mach dir bitte klar, dass du dein Leben lang darauf konditioniert wurdest, einen möglichst schlanken Körper zu präsentieren. Dieses Weltbild darfst du getrost nehmen und in die gedankliche Mülltonne knallen, gerade, wenn du Muskeln aufbauen willst. Ein athletischer Körper verlangt nach der richtigen Nahrung, aber dazu später mehr.

Trainiere in Splits

Vielleicht fragst du dich jetzt, was mit „Splits“ überhaupt gemeint ist. Dann gehörst du wahrscheinlich zu den vielen Frauen, die seit jeher auf ein Ganzkörpertraining setzen und noch nie darüber nachgedacht haben, ihre Muskelgruppen an verschiedenen Tagen zu trainieren. Es ist durchaus möglich, mit einem gut durchdachten Ganzkörpertraining gute Erfolge zu verzeichnen und auch etwas Muskelmasse aufzubauen, doch irgendwann wirst du den Punkt erreichen, an dem dein Körper stagniert und du ein hartnäckiges Trainingsplateau erreichen wirst. Eine gute Variante, um das Plateau zu durchbrechen, ist eine Split-Strategie. Dabei ist es wichtig, dass du einen Trainingsplan entwickelst, der an deine Ziele und Bedürfnisse angepasst ist. Indem du dich an den einzelnen Tagen auf jeweils verschiedene Muskelgruppen fokussierst, kannst du diese intensiver trainieren, ihnen besonders viel Zeit widmen und den nicht aktiven Muskeln genug Zeit zur Regeneration gönnen. Je nachdem, wie oft du in der Woche Zeit für dein Training aufbringen kannst, kannst du die Einheiten sinnvoll „aufsplitten“ und sie so verteilen. Beschränkst du dein Training auf 2- bis 4-mal in der Woche, dann bietet sich das sogenannte „Push/Pull-Training“ an. Dabei wird zwischen drückenden und ziehenden Übungen unterschieden. Du trainierst also Agonist und Antagonist im Wechsel, um sinnvolle Reize zu schaffen. Für ein 2 Tage- Training solltest du an beiden Tagen abwechselnd alle „drückenden“ Übungen absolvieren und am anderen die „ziehenden“. Solltest du mehr als 2-mal in der Woche trainieren, dann achte darauf, dass das Training abwechselnd ist und du auf keinen Fall das Training an aufeinanderfolgenden Tagen doppelst. Die andere Möglichkeit für ein Training ist das 2-4 Tage-Modell, bei dem du Oberkörper und Unterkörper voneinander trennst. Sieht dein Zeitplan ein 3-tägiges Training auf regelmäßiger Basis vor, kannst du eine Kombination aus Push/Pull- und Beinübungen absolvieren, um deine Muskeln ausreichend zu trainieren und sie gleichzeitig vor Verletzungen zu schützen. Trainierst du sogar 4-mal pro Woche, dann kannst du die einzelnen Muskelgruppen sogar noch differenzierter trainieren. Trainiere beispielsweise am ersten Tag Brust und Bizeps, am zweiten Rücken und Trizeps, am nächsten Tag fokussierst du dich ganz auf deine Beine und am letzten Tag folgen dann die Schultern und der Bauch. Die hier aufgezählten Optionen dienen dir als Leitfaden und nicht als strikte Anweisung. Du musst entscheiden, wie du dein Training am besten für dich gestaltest. Achte bitte immer auf deinen Wohlfühl- Faktor und überfordere dich nicht. So gewährleistest du, dass die Motivation nachhaltig oben gehalten werden kann und du deine neue Erfolgsroutine in dein glückliches und fittes Leben integrieren kannst.

Reduziere die Cardioeinheiten

Die Cardioeinheiten gehören selbstverständlich in einen ausgewogenen Trainingsplan, sollten aber trotz allem nur ergänzend stattfinden, wenn du Muskeln aufbauen und Fett abbauen willst. Wie bereits erwähnt, solltest du mit alten Mustern brechen und keine Angst vor den zusätzlichen Kalorien entwickeln. Du benötigst sie! Schließ ab mit dem Gedanken, die überschüssigen Kalorien auf dem Stepper wieder loswerden zu wollen. Finde ein gesundes Mittelmaß und ergänze dein Krafttraining sinnvoll. Wenn du dem Aufbau von Körperfett trotzdem entgegenwirken willst, dann ersetze so manche Ausdauertrainings-Einheit durch Kraftübungen mit dem eigenen Körpergewicht.

Setze Trainingsreize

Wie du bereits weißt, ist es unbedingt notwendig, die richtigen Trainingsreize zu setzen, um einen muskulösen und definierten Körper zu erreichen. Du solltest deine Grenzen, wie in diesem Buch beschrieben, ausloten und dafür sorgen, dass du mit ausreichend Gewicht trainierst. Denke immer daran: Technik vor Gewicht! Arbeite ausdauernd an deiner Wunsch-Form und steigere dich progressiv.

Achte auf eine ausreichende Proteinzufuhr

Die richtige und gesunde Ernährungsform hast du bereits gefunden und ich darf dich beruhigen. Es ist weniger kompliziert, sich mit ausreichend Nährstoffen während des Trainings zu versorgen, als so mancher Experte es propagiert. Achte lediglich auf ausreichend Kalorien und eine sinnvoll über den Tag verteilte Proteinzufuhr. Proteine sind essenziell für dein Ziel. Achte also darauf, deinem Körper genügend Baumaterial zur Verfügung zu stellen. Als Faustregel gilt, dass du bei erhöhtem Bedarf, also im Zuge deines intensiven Krafttrainings, täglich ca. 1,4 g pro Kilogramm Körpergewicht Eiweiß zu dir nehmen solltest. Welche Lebensmittel sich hierfür eignen, erfährst du im Ernährungsteil des Buches.

Halte deine Regenerationstage ein

Und täglich grüßt das Murmeltier! Dieser Tipp ist so wichtig, dass ich ihn beinahe inflationär über das ganze Buch verteilt habe. Wenn du in einem der vorher erläuterten Splits trainierst, hast du den Vorteil, dass dir deine Trainings- und Erholungstage mehr oder weniger vorgeschrieben sind. Du hast schon einiges über die Superkompensation und das Muskelwachstum gelernt und solltest dich immer wieder daran erinnern, wie wichtig die Regenerationsphasen für ein erfolgreiches Krafttraining sind.

Trainiere bis zur Ermüdung

Ja, das Leben ist kein Zuckerschlecken und alles, wofür es sich zu kämpfen lohnt, muss man sich verdienen. So auch beim Krafttraining. Du kannst die ersten Erfolge innerhalb kürzester Zeit erreichen, wenn du strikt und motiviert bist. Ich empfehle dir deswegen, den Schongang abzustellen und bis zur Ermüdung zu trainieren. Du wirst sehr bald feststellen, welch Glücksgefühle sich nach einem harten Training einstellen werden. Das ist viel erstrebenswerter als der nächste Serien-Marathon.

Beachte deinen Zyklus

Du solltest immer, und ich meine wirklich immer, auf deinen Körper hören und deine Gewohnheiten nach deinem Wohlfühlfaktor ausrichten. Gerade während des Zyklus schwankt der Hormonspiegel enorm und nimmt einen nicht unwesentlichen Einfluss auf das Wohlbefinden und die Leistungsfähigkeit. Der Biochemiker Prof. Patrick Rene Diel von der Deutschen Sporthochschule in Köln hat sich diesem Thema ausgiebig gewidmet. Du kannst von diesem Wissen profitieren und dich an dein optimales Training herantasten. Die meisten Studien legen laut Diel nahe, dass es eine direkte Korrelation zwischen Sexualhormonen, wie Östrogenen und Gestagenen, und der Leistungsfähigkeit im Sport während des Zyklus geben muss. Die Forschungsarbeit lässt zwar noch keinen endgültigen Schluss über die Auswirkungen zu, bietet aber hilfreiche Hinweise, die ich dir hier als Ratschläge weitergeben möchte.

Richte dein Training nach Zyklusphasen ein

Wie bereits erwähnt, beeinflusst der Hormonhaushalt mit hoher Wahrscheinlichkeit auch deine Leistungsfähigkeit. Die Studienlage legt also nahe, dass Frauen besonders in der zweiten Zyklushälfte, also zwischen Eisprung und dem Beginn der nächsten Periode, auf Krafttraining sensibler und mit besserer Anpassungsfähigkeit reagieren. Der für dein Krafttraining beste Zeitraum kann also in der zweiten Hälfte deines Zyklus verortet werden. Die Studien zeigen, dass der förderliche Hormonspiegel in diesem Zeitraum am höchsten ist. Laut Diel sei hier der beste Effekt zu erwarten.[28] Selbstredend dienen diese Hinweise nur als Richtlinie, an der du dich entlanghangeln kannst. Der Zyklus ist eine sehr persönliche und auch individuelle Sache und du solltest einfach in diese Tipps hineinfühlen und es für dich ausprobieren. Es ist wichtiger, dass du dich dauerhaft wohl in deiner Trainingsroutine fühlst, als blind den Ratschlägen anderer zu folgen. Alle Tipps, Studien und Anregungen sollen dir lediglich einen Raum schaffen, in dem du dich frei entfalten kannst.

Die richtigen Übungen

Erfolgsentscheidend sind auch die richtigen Übungen. Im Folgenden findest du ein paar Beispiele für einen sinnvollen Einstieg in die Welt des Krafttrainings. Die Übungen sind wirkungsvoll und leicht zu praktizieren. Integriere sie zu Beginn in deine Trainingsroutine.

[28] Süddeutsche Zeitung, 12. August 2020, Zyklus hat auch Auswirkungen auf ein Training

1. Kreuzheben mit der Langhantel:

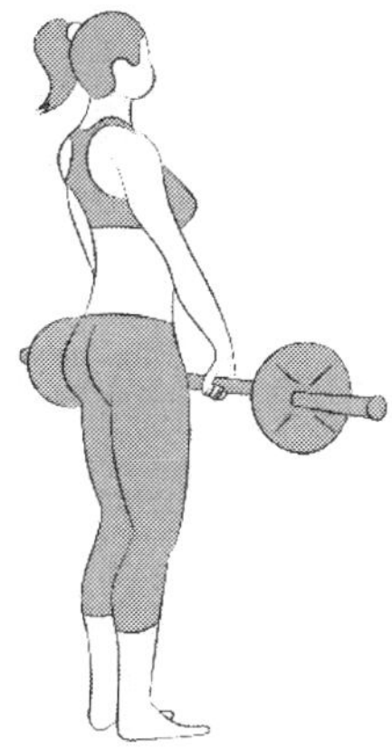

Die Langhantel bleibt nah an deinen Beinen. Deine Knie sind immer leicht gebeugt. Du stehst schulterbreit vor der Langhantel, die Knie sind leicht gebeugt. Greife die Langhantel, deine Hände befinden sich rechts und links von deinen Schienbeinen, die Handflächen zeigen zu dir.

Bringe die Langhantel auf Hüfthöhe, indem du dein Becken nach vorne schiebst. Atme aus.

Das Absenken erfolgt, indem du dein Becken wieder nach hinten in die Ausgangsposition bringst. Die Langhantel bleibt nah an deinen Beinen. Deine Knie sind immer leicht gebeugt.

2. Kniebeugen mit der Langhantel:

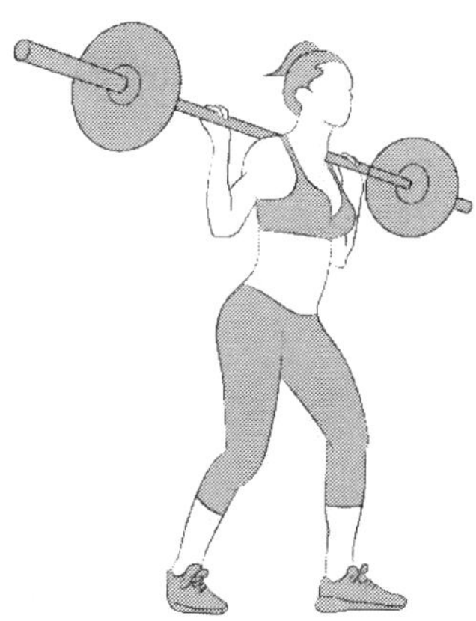

Bewege das Gesäß nach unten, bis du mit den Knien einen 90 Grad Winkel erreichst. Der Rücken bleibt während der kompletten Bewegung gerade. In der tiefsten Position sollten die Knie noch leicht hinter den Fußspitzen sein. Gehe aus dieser Position wieder in die Streckung.

3. Enge Frauenliegestütze:

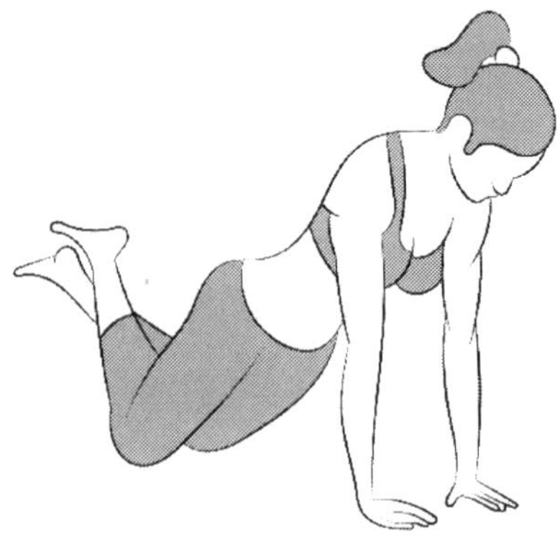

Bewege das Gesäß nach unten, bis du mit den Knien im 90 Grad Winkel bist. Der Rücken bleibt während der kompletten Bewegung gerade. In der tiefsten Position sollten die Knie noch leicht hinter den Fußspitzen sein. Gehe aus dieser Position wieder in die Streckung.

4. Einarmiges Rudern:

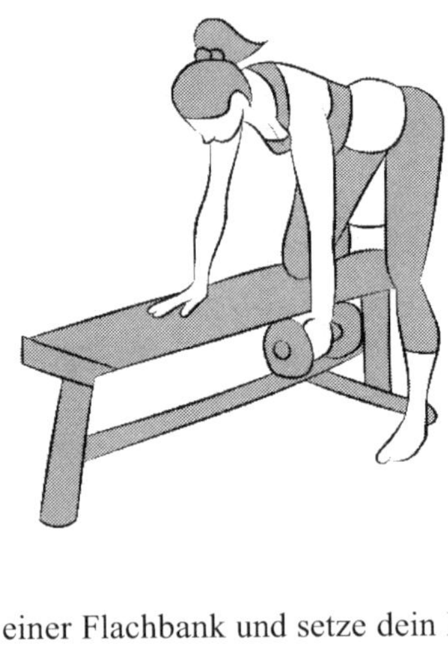

Lege eine Kurzhantel in die Mitte einer Flachbank und setze dein Knie mit Unterschenkel auf das untere Ende der Flachbank. Jetzt beuge dein Oberköper nach vorne und stütze diesen mit dem linken Arm auf dem oberen Drittel der Bank ab. Dein Rücken ist durchgestreckt und dein unterer Rücken befindet sich in einer leichten Hohlkreuzstellung. Greife jetzt die Kurzhantel mit deinem rechten Arm und führe sie während du einatmest an der Außenseite der Bank vorbei nach unten.

Während du ausatmest, ziehst du die Kurzhantel mit dem Latissimus wieder nach oben. Konzentriere dich dabei auf die Bewegung deines Ellenbogens. Er sollte möglichst eng am Körper nach oben geführt werden.

5. Crunches gestreckt (auch mit Hantel):

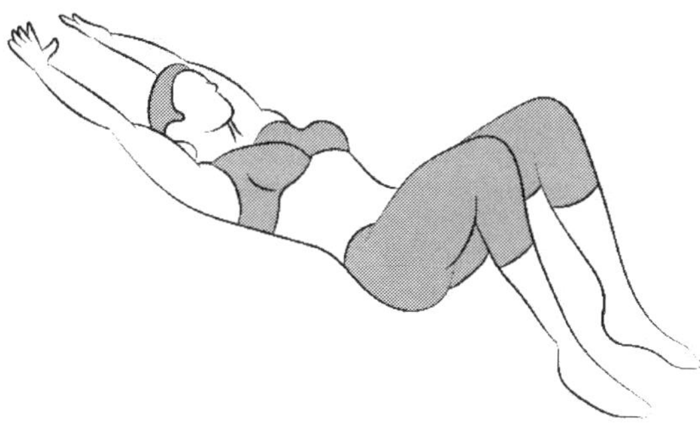

Rücklings auf den Boden legen, Arme und Beine senkrecht zur Decke strecken. Den Oberkörper langsam anheben. Die Finger soweit es geht nach oben schieben und dabei versuchen, die Zehen zu berühren. Die Arme nur so hoch ausstrecken wie es ohne Probleme möglich ist.

6. Seitliche Crunches zum Fuß:

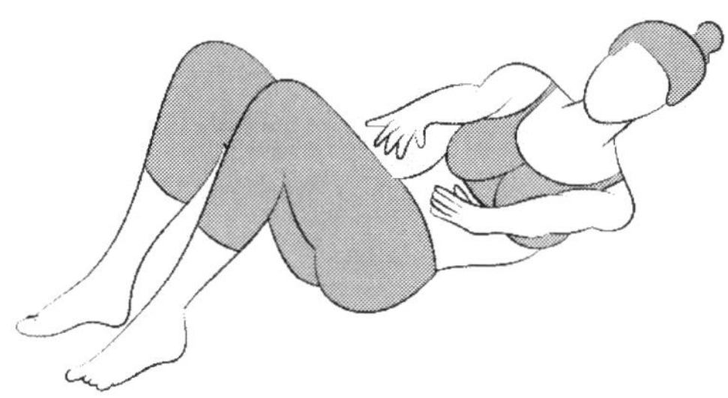

Die Arme sind seitlich ausgestreckt. Baue Bauchspannung auf und hebe den Kopf sowie den oberen Rücken leicht vom Boden ab, wie beim klassischen Crunch. Rotiere nun mit dem Oberkörper von rechts nach links, so dass du abwechselnd mit den Fingern deine Knöchel/Fuß berührst.

Männersache: Arm-, Schulter-, Rücken- und Brust-Workout für echte Kerle

Lass dich nicht von der plakativen Überschrift täuschen, denn die physiologischen Unterschiede existieren und haben rein gar nichts mit einer verstaubten Rollenverteilung zu tun. Im Gegenteil, du sollst als Mann deine Männlichkeit leben können und auch deine physiologischen Vorzüge schätzen und lieben lernen. Das männliche Pendant zum weiblichen „Bauch", „Beine", „Po" heißt für waschechte Kerle wohl „Arme", „Schulter", „Brust" und „Rücken". Man kann also sagen, ein schöner Oberkörper macht den Mann. Aber Vorsicht... Never skip leg day! Du willst schließlich nicht auf Streichhölzern umherwandern. In diesem Teil soll es sich aber lediglich um diese männlichen Attribute drehen. Von einem trainierten Oberkörper träumt wahrscheinlich fast jeder Mann. Er ist Symbol für Gesundheit, Vitalität, Jugend und auch Erfolg. Deshalb will ich diesen Muskelgruppen im Folgenden die volle Aufmerksamkeit widmen und dir zeigen, wie ein Workout für echte Kerle aussehen kann. Dein Training im „Beastmode" ist eigentlich ortsunabhängig und kann sowohl im Studio als auch Zuhause absolviert werden. Entscheide dich für die Variante, die dir in deinem Alltag entgegenkommt. Als Anfänger kannst du dein Oberkörpertraining zunächst in ein Ganzkörpertraining integrieren. Hast du bereits etwas mehr Erfahrung, splitte die Partien einfach auf und trainiere in sinnvoller Reihenfolge.

Um beim Training für Arme, Brust und Schultern für etwas Abwechslung zu sorgen und nachhaltig neue Reize zu setzen, empfehle ich dir, zwischen Übungen mit Hanteln, mit dem eigenen Körpergewicht und am Kabelzug zu wechseln. Als Faustregel im Oberkörpertraining gilt, dass zuerst die großen Muskelgruppen an der Reihe sind und danach die kleineren folgen. Als erfahrener Kraftsportler kannst du hierbei großzügig in der Varianz sein und die Reihenfolge bunt würfeln, um den Wachstumsreiz aufrechtzuerhalten. Abhängig von der Trainingsintensität solltest du das Workout für Brust, Arme, Schultern und Rücken in der Regel 2-mal pro Woche in deinen Trainingsplan integrieren. Wie immer musst du für eine erfolgreiche Umsetzung an die Regeneration denken und deinen Muskeln in der Zwischenzeit eine Pause von 48-72 Stunden gönnen.

In der folgenden Übersicht findest du einige Übungen, welche sich gut für ein effektives Oberkörper-Workout eignen. Bleibe auch hier immer auf dem neusten Stand und bilde dich weiter.

1. Klimmzüge im Untergriff:

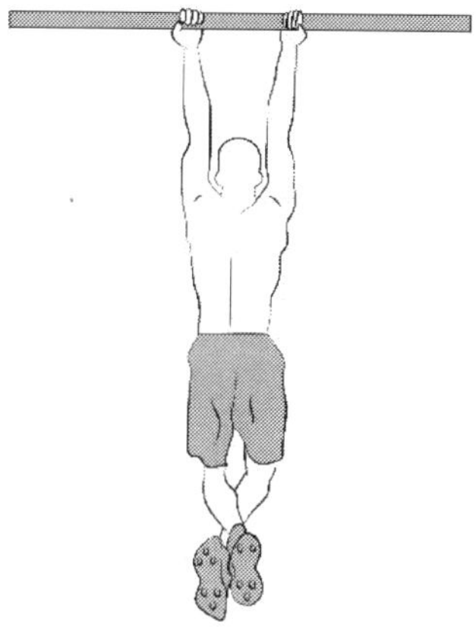

Im kompletten passiven Hang starten, die Muskulatur ist entspannt. Schulterblätter fixieren, indem sie nach hinten unten gezogen werden, und so in den aktiven Hang wechseln.
Bauch anspannen und aus der Kraft der Arme und des oberen Rückens nach oben ziehen, bis die Stange vor dem Brustbein ist. Kurz halten und kontrolliert wieder ablassen. Aus dem passiven Hang erneut starten.

2. Schulterdrücken auf einer Erhöhung:

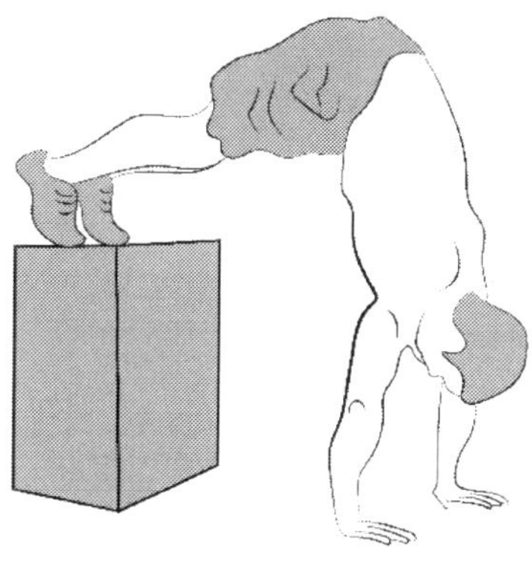

Füße auf einen Kasten und deine Hände davor auf dem Boden platzieren. Strecke deine Beine, wodurch deine Hüfte in die Höhe gedrückt wird. Deine Hüfte wird gleichzeitig im 90°-Winkel gebeugt, sodass dein Kopf zum Boden zeigt. Die Arme und Ellbogen sind vollständig gestreckt.

Beuge nun deine Ellbogen im 90°-Winkel, ohne die Körperhaltung zu ändern. So senkst du deinen Körper Richtung Boden, bis dein Kopf beinahe den Boden berührt. Behalte dabei den 90°-Winkel bei. Halten diese Position kurz und drücke dich wieder in die Ausgangsposition zurück.

3. Bankdrücken:

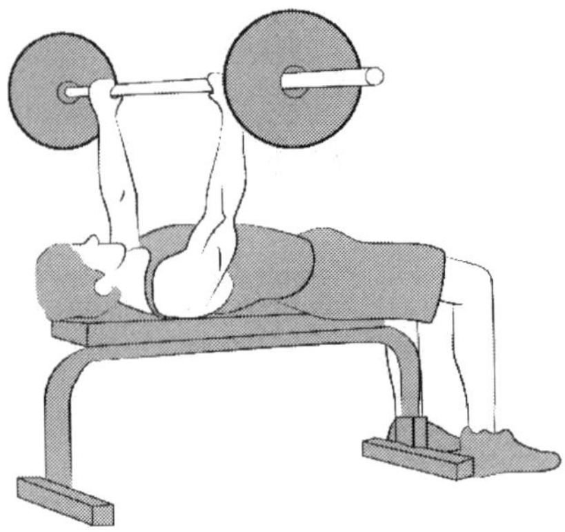

Die Füße stehen flach auf dem Boden. Greife die Langhantelstange etwas mehr als schulterbreit und halte sie mit durchgestreckten Armen über der Brust. Presse dann die Schulterblätter zusammen. Dann lasse das Gewicht langsam ab, indem du die Arme beugst.

4. Bizeps-Curls:

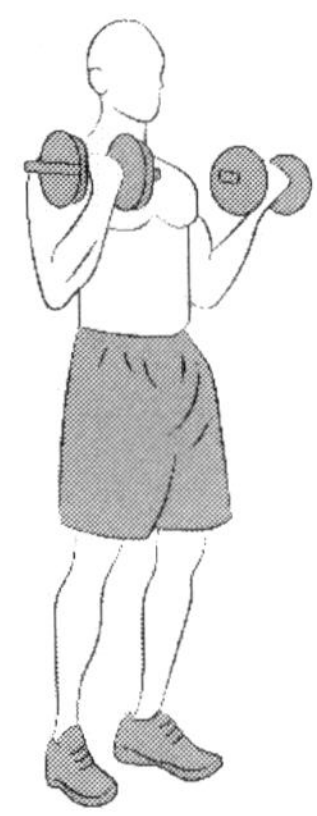

Rolle deine Schultern nach hinten und fixiere deine Ellenbogen bei gestreckten Armen seitlich vorne am Körper. Nun beugst du beide Arme gleichzeitig bis die Hände maximal dicht an deinen Schultern sind. Die Ellenbogen bleiben während dieser Bewegung in ihrer Position.

5. Wechselseitiges Trizeps-Strecken im Hammergriff:

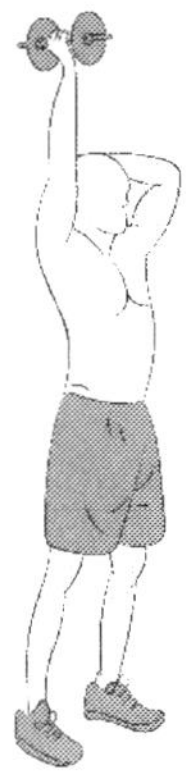

Im Stehen stellst du dich etwa hüftbreit hin. Der Rücken ist gerade gestreckt und nach vorne gebeugt. Greife mit einer Hand eine Kurzhantel im Hammergriff und lasse den Arm gerade nach unten hängen. Beuge nun den Arm nach oben in Richtung Brust.

6. Brustpresse im Ausfallschritt am Kabelzug

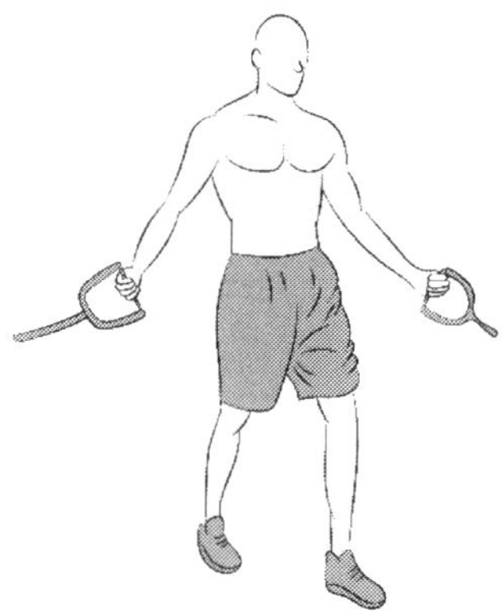

Stelle dich mittig zwischen beide Türme. Gehe mit einem Bein nach vorne in einen Stemmschritt. Neige deinen Oberkörper leicht nach vorne, halte deinen Rücken jedoch gerade und aufrecht. Deine Arme sind fast völlig durchgestreckt, wahren jedoch stets eine kleine Beugung im Ellenbogen, um das empfindliche Gelenk zu schonen.

Jetzt führst du über eine Rotationsbewegung der Schulter die Griffstücke an den fast ausgestreckten Armen auf Höhe deiner Brust zusammen. Während dieser Bewegung atmest du aus. Im Anschluss atmest du ein und lässt zeitgleich deine Arme durch eine langsame und kontrollierte Rotationsbewegung der Schulter wieder zu den Seiten gleiten.

Solltest du dein Oberkörper-Training im Fitnessstudio absolvieren, dann wird der Kabelzug zu deinem besten Freund. Das Gerät ist vielseitig und effektiv. Die beiden angezeigten Übungen eignen sich perfekt für Bizeps- und Trizeps-Übungen und lassen sich am Kabelzug wunderbar ausüben. Experimentiere einfach ein wenig mit den Möglichkeiten und finde für dich heraus, welche Übung sich am besten auf dein Muskelwachstum auswirkt.

Der perfekte Trainingsplan für dein strukturiertes Training und deinen langfristigen Erfolg

Auch wenn es natürlich tausende von Übungen gibt, die sich für deinen Plan eignen, hast du mit diesem Buch mehr als nur die Basis geschaffen. Du kannst als Beginner einfach mit den angegebenen Übungen starten. Wenn du bereits als Profi unterwegs bist, brauche ich dir kaum etwas über die Mannigfaltigkeit der verschiedenen Übungen sagen und doch kannst du vom hier aufgeführten Expertenwissen profitieren und dein Training auf das nächste Level heben. Mit diesem Wissen bewaffnet geht es nun um die vegane Wurst! Das Herzstück deiner Praxis stellt selbstredend der Trainingsplan dar.

Warum ist ein Trainingsplan wichtig?

Dein Trainingsplan ist gleichzeitig roter Faden, Stütze und Kontrollinstanz. Du musst keine langen Überlegungen anstellen, welche Übungen du wann mit wie viel Gewicht zu trainieren hast und kannst diese gespeicherte Kapazität voll in dein Training einfließen lassen. Denn glaube mir, du kannst dir das Programm weder merken, noch wirst du ohne Plan am Ball bleiben. Planung ist, wie man so schön sagt, die halbe Miete bzw. in deinem Fall das halbe Training. Nun stellt sich die Frage, was genau du beim Erstellen deines Trainingsplans beachten musst, um effizient zu trainieren. Grundlegend sind in einem vollständigen Plan Trainingstage, Trainingszeiten, Übungen, Geräte und Gewichte enthalten. Besonders in der Anfangszeit ist dein Plan dein wichtigstes Tool auf dem Weg zum Traumkörper. Mit der Zeit wirst du die Abläufe, eine sinnvolle Zusammenstellung der Module und auch das progressive Wachstum verinnerlichen und dir zukünftige Pläne sparen können. Lass dir damit Zeit und halte dich lieber erstmal an deinen Masterplan. Vergiss nicht: Der Mensch ist ein Gewohnheitstier.

Grundsätze bei der Erstellung eines Trainingsplans

- Fordere deinen Körper mit dem Plan und behalte auch bei dessen Erstellung im Hinterkopf, dass du deine Muskeln damit bis zur Erschöpfung trainieren möchtest. Ohne Fleiß, kein Preis!
- Mach dir klar, dass nur repetitive Verhaltensweisen zur Veränderung führen und nur sich wiederholendes Training zum Erfolg führen kann. Trainiere deshalb mehrmals wöchentlich und beschränke dich zunächst auf die Grundübungen.
- Ein Training von 3-mal pro Woche eignet sich gerade für Anfänger, mit der Zeit kannst du auf 5-mal wöchentlich hochschrauben. Wähle die einzelnen Trainingseinheiten nicht länger als 60 Minuten.
- Trainiere zunächst einmal auf Probe, um dein ideales Startgewicht und deine Wiederholungszahl zu erproben. Du kannst dir von einem Trainer dabei helfen lassen. Notiere alles mit! Diese Kennzahlen stellen die Grundlage für deinen Plan dar.

Schritte zur Erstellung des Trainingsplans

1. Formuliere deine Ziele genau. Halte dafür exakt fest, was du dir durch den Trainingsplan erhoffst und was du damit erreichen möchtest. Am besten orientierst du dich an der SMART- Formel.
2. Anhand deiner klar formulierten Ziele kannst du nun deinen Plan ausarbeiten. Lasse dir gegebenenfalls von einem Profi helfen.
3. Der Vollständigkeit halber solltest du auch ein Trainingstagebuch führen, das dir dabei helfen wird, deine Erfolge festzuhalten, aber auch Korrekturen vorzunehmen, falls nötig. Schreibe dir dafür nach jedem Workout die trainierte Muskelgruppe, die Übungen mit dazugehörigem Gewicht, der Anzahl an Wiederholungen und Sätzen sowie die Trainingsdauer auf. Wenn du ganz genau arbeiten willst, empfiehlt es sich, die Maße deines Körpers auf regelmäßiger Basis festzuhalten. Du kannst auch Fotos von deiner Transformation machen. Sinnvoll ist es, die Fotos alle zwei Wochen zu machen und miteinander zu vergleichen.
4. Am besten solltest du nicht nur die Trainingstage in deinem Plan vermerken, sondern auch Phasen der Regeneration.

Mein Trainingsplan – Das Beispiel für dich

Ich habe mir die Freiheit genommen, dich etwas zu unterstützen, indem ich dir einen Trainingsplan für die erste Woche ausgearbeitet habe. Es macht wenig Sinn dir eine Vorlage für die gesamten 9 Wochen vorzugeben, weil die Bedürfnisse und Ziele von Leser zu Leser einfach zu sehr variieren. Du wirst das Prinzip bereits nach diesem Beispiel verstehen und es hervorragend an dich und dein Leben anpassen können.

Zeitraum: 1 Woche **Name:** Vegan Beast

Trainingsart: PITT-Force **Warm-Up:** 10 Min. Laufband

Cool Down: 10 Min. Dehnübungen

Montag

Muskelgruppe	Übung	Sätze	Pause	Wdh.	Gewicht
Brust	Schrägbankdrücken	1	3 Sek.	20	60 kg
Beine	Kniebeuge	1	4 Sek.	20	Körper
Bizeps	Kurzhantel Curls	1	5 Sek.	20	17 kg
Trizeps	Trizeps am Kabel	1	10 Sek.	20	20 kg
Rücken	Rudern	1	20 Sek.	20	Körper

Mittwoch

Muskelgruppe	Übung	Sätze	Pause	Wdh.	Gewicht
Arme/Rücken	Klimmzüge	1	3 Sek.	20	Körper
Brust	Bankdrücken	1	4 Sek.	20	80 kg
Trizeps	Dips	1	5 Sek.	20	Körper
Schultern/Nacken	Military Press	1	10 Sek.	20	Körper
Bizeps	Scott Curls SZ	1	20 Sek.	20	Körper

Freitag

Muskelgruppe	Übung	Sätze	Pause	Wdh.	Gewicht
Arme/Rücken	Langhantelrudern	1	3 Sek.	20	30 kg
Beine	Ausfallschritt	1	4 Sek.	20	Körper
Rücken	Kreuzheben	1	5 Sek.	20	30 kg
Arme/Rücken	Liegestütze	1	10 Sek.	20	Körper
Bizeps	Scott Curls SZ	1	20 Sek.	20	Körper

Abb. 23: Beispieltrainingsplan

Du siehst an diesem Plan, wie anwenderfreundlich die jeweiligen Methoden sind. Ergänze deinen Trainingsplan sinnvoll an trainingsfreien Tagen und übertreibe nicht.

Die 6 wahren Gesetze des Muskelaufbaus

Gesetz 1: Progressive Belastungssteigerung

Die Progressive Belastungssteigerung ist entscheidend für deinen Trainingserfolg. Trainierst du länger nach deinem Trainingsplan, passen sich auch deine Muskeln den Reizen an. Irgendwann gelangst du an einen Punkt, an dem der gesetzte Trainingsreiz dich nicht mehr ausreichend fördert. Genau hier trifft die progressive Belastungssteigerung ein. Erhöhe das Gewicht, steigere die Wiederholungen oder füge ganze Sätze hinzu. Steigere dein Training langsam, um dein Pensum in Blick zu halten und für eine kontinuierliche Verbesserung deiner Leistung zu sorgen. Aus diesem Grund ist die Dokumentation sehr wichtig. Trage alles in deinen Trainingsplan ein, damit du den Überblick bewahren und Fortschritte sehen kannst. Eine kontinuierliche Steigerung fordert dich heraus und schenkt dir neue Motivation.

Gesetz 2: Regeneration ist das A und O

Wie du schon erfahren hast, ist die Regeneration ein sehr wichtiger Bestandteil auf deinem Weg zum Traumkörper. Denn deine Muskeln wachsen nicht während dem Training, sondern genau in der Erholungsphase. Da die Regenerations-Phase entscheidend für die Aufrechterhaltung eines dauerhaft hohen Pensums ist und du daraus neue Kraft für deine nächste Trainingseinheit schöpfst, ist es enorm wichtig, die Pausen in deinen Trainingsplan einzubauen und auch einzuhalten. Entspanne dich und sorge für einen erholsamen Schlaf.

Gesetz 3: Ein eiserner Willen

Du willst ein Vegan Biest werden und deine Ziele erreichen? Dann musst du deinen Schweinehund überwinden und deine Ziele fokussieren. Deine Disziplin und dein Wille werden sich zunehmend verstärken und sowohl deinen Körper als auch deine Denkweise zum Positiven wenden. Dein neuer Lebensstil wird nach ungefähr 21 Tagen zur Gewohnheit und dein Gehirn wird neue neuronale Verknüpfungen entwickeln. Du wirst dich somit an deinen Trainings- und Ernährungsplan gewöhnen und bald ist das Training so selbstverständlich, wie das Zähneputzen. Wenn du dein richtiges Warum hast, schaffst du jedes Ziel!

Gesetz 4: Dran bleiben lohnt sich

Gerade am Anfang wirst du dich nach sichtbaren Resultaten sehnen und möchtest möglichst schnell Muskeln aufbauen. Doch die Entwicklung deines Körpers braucht Geduld und Zeit. Deine Muskeln wachsen nicht von heute auf morgen. Die harte Arbeit an dir wird sich lohnen. Bleib einfach dran und befolge die Tipps aus diesem Buch und du wirst erstaunliche Ergebnisse sehen.

Gesetz 5: Finde deinen eigenen Weg

Im Laufe deines neuen Trainings-Alltags wirst du deinen Körper deutlich besser kennenlernen. Du wirst merken, was dir guttut, was dein Körper braucht und wie er auf unterschiedliche Dinge reagiert. Höre auf deinen Körper und entscheide dich für die Trainingsmethode, die für dich am erfolgversprechendsten ist. Finde den für dich passenden Trainings- und Ernährungsplan, welcher dich deinem Ziel näherbringt.

Gesetz 6: Die optimale Ernährung

Deine Ernährung ist der Dreh- und Angelpunkt für den Muskelaufbau. Eine ausgewogene, gesunde, vegane Ernährung ist der Schlüssel zum Erfolg. Für den Aufbau von Muskeln ist es entscheidend, im Zustand des Kalorienüberschusses zu sein. Dein Körper benötigt Energie, um Leistung zu erbringen, und diese erhält er über die Nahrung. Bestimme deine Energie- und Kalorienbilanz und achte auf eine ausreichende Versorgung deines Körpers mit Makro- und Mikronährstoffen. Trinke ausreichend Wasser und erstelle dir einen Ernährungsplan, um die optimale Versorgung immer zu gewährleisten. Doch zum Thema Ernährung erhältst du gleich ausführliche Informationen.

Vegan-Mythen adé

Mit den hartnäckigen Mythen, die ihre Kreise in der Gesellschaft ziehen und dabei nur Verwirrung und Halbwissen verbreiten, habe ich bereits in der „Vegan Bibel“ aufgeräumt und aufgezeigt, dass die vegane Ernährung weder Mangel noch Verzicht bedeutet. Gerade im Kraftsport halten sich die Mythen krampfhaft in so manchen Köpfen. Doch damit ist schon lange Schluss, die letzten Mauern fallen und wir tragen zur Aufklärung bei. Es war nie leichter, an relevante und fundierte Informationen zu kommen, als in unseren Zeiten. Einmal Netflix geöffnet, „The Game Changers“ eingegeben, ca. zwei Stunden deiner Zeit investiert und du wirst dich nie wieder von manipulativen Werbemaßnahmen für „human“ geschlachtetes Fleisch täuschen lassen. Auch wenn der Film etwas plakativ anmuten mag, trifft er im Kern den Zeitgeist und zeigt deutlich auf, dass Fleischkonsum nichts mit Muskelaufbau zu tun hat.

Das Märchen von der kraftlosen Bohnenstange

Dieses hartnäckige Märchen beruht auf der hier schon hundert Mal erwähnten Annahme, dass Veganer nicht ausreichend mit Nährstoffen versorgt werden. Es ließe sich folglich schließen, dass ein unterversorgter Körper auf keinen Fall zu Höchstleistungen in der Lage ist. Doch nichts könnte der Wahrheit ferner liegen. Bemühe dich darum, die Tipps aus diesem Buch mit den Erfahrungen deines Alltags und all den anderen wertvollen Informationen zu kombinieren und in deine Routinen zu integrieren. Koche frisch und erlebe das Gegenteil von schwächlich am eigenen Leib. Gerade am Anfang deiner Umstellung wirst du innerhalb weniger Wochen eine wahre Wiederbelebung deiner Energie verspüren. Du wirst dich klar und frisch fühlen und für neue Herausforderungen bereit sein. Indem du dich intensiv mit deiner Ernährung auseinandersetzen wirst, verbesserst du natürlich auch deine Achtsamkeit gegenüber deiner Nahrung und das wiederum führt zu einer immer bewussteren Auswahl deiner Lebensmittel – eine Aufwärtsspirale entsteht.

Du ernährst dich insgesamt gesünder und das wird sich zweifelsohne positiv auf deine Leistungsfähigkeit auswirken und dich dazu motivieren, immer neue sportliche Herausforderungen zu suchen. In beinahe allen Bereichen des Spitzensports finden sich vegane Vertreter, wie zum Beispiel die Fußball-Profis Timo Hildebrand und Benedikt Höwedes. Auch Formel-1-Weltmeister Lewis Hamilton oder Tennis- Ikone Novak Djokovic ernähren sich ausschließlich vegan und setzen sich stark für diese Ernährungsform ein. Der Grundumsatz steigt rapide mit jeder sportlichen Höchstleistung an. Der Mehrbedarf an Kalorien kann aber hervorragend über eine abwechslungsreiche vegane Kost zugeführt werden. Du musst einfach mehr essen. Hier musst du zunächst die Grundlagen für den Muskelaufbau verstehen, um diese erfolgreich in deinen Alltag einbauen zu können. Die wichtigsten Nährstoffe für deinen Weg als veganer Krieger sind Proteine, gefolgt von gesunden Fetten und Kohlenhydraten. Schlüsseln wir das Ganze einmal verständlich auf und beschäftigen uns mit einer zielführenden Ernährung. Zwei der drei wichtigsten Komponenten für ein erfolgreiches Training haben wir nun ausgiebig behandelt. Der mitunter wichtigste Punkt folgt zum Schluss. Die Ernährung ist Dreh- und Angelpunkt für den Aufbau deiner Muskeln. Du kannst so hart trainieren, wie du willst, wenn die Ernährung nicht stimmt, wirst du kein Gramm Muskelmasse aufbauen. Du als Veganer oder Vegan- interessierter Kraftsportler hast bestimmt bereits von dem einen oder anderen Vorurteil gegenüber veganer Ernährung gehört. Gerade im Fitnessbereich herrscht dazu noch viel zu viel Halbwissen und schlicht auch viel Unsinn. Aber damit räumen wir nun gemeinsam auf. Es ist ein Irrglaube, dass vegane Ernährung automatisch Mangelernährung bedeutet. Das ist nicht nur haltloser Blödsinn, sondern zeigt deutlich die Gehirnwäsche auf, auf die wir in den letzten Dekaden hereingefallen sind. Vegane Ernährung ist das Gegenteil von ungesund und führt dich in ein ethisches und vitales Leben. Für genauere Informationen zu sogenannten „kritischen“ Nährstoffen empfehle ich dir, falls nicht schon passiert, in der „Vegan Bibel“ nachzulesen. Hier soll es um eine sporttaugliche, genauer ausgedrückt, um eine sportoptimierte vegane Ernährung gehen, die dich ähnlich wie Patrick Baboumian Erstaunliches leisten lassen wird.

Da du nun weißt, wie wichtig Ernährung im Kraftsport ist, ist es an der Zeit, die Grundlagen auf solide Beine zu stellen. Worauf musst du achten und was garantiert deinen Erfolg? Ich möchte dir hier mein Wissen näherbringen, welches eine Mischung aus eigener Erfahrung und wissenschaftlicher Gewissheit darstellt. Zunächst musst du verstehen, dass auch die vegane Ernährung im Kraftsport kein Hexenwerk voraussetzt. Wie immer musst du nur wissen, wie es geht. Zu den vier Eckpfeilern:

1. Energiebilanz
2. Makronährstoffe
3. Mikronährstoffe
4. Timing und Häufigkeit

Um effektiven Muskelaufbau zu betreiben, ist es enorm wichtig, im Zustand des Kalorienüberschusses zu sein. Du errechnest diesen über die sogenannte Energiebilanz. Sobald du dieses Prinzip wirklich verstanden hast, wirst du nie wieder Probleme damit haben, Muskeln aufzubauen und Fett zu verlieren. Ein funktionierender, sich in der Homöostaste[29] befindender Körper benötigt vor allem eines – Energie. Der hierfür genutzte Energieverbrauch setzt sich aus dem sogenannten Grundumsatz und dem Leistungsumsatz zusammen. Der Grundumsatz ist hierbei die Basis und stellt die Energie, die du zum Überleben brauchst. Der Leistungsumsatz hingegen ist eine sehr individuelle Sache und hängt maßgeblich von der Aktivität der jeweiligen Person ab. Ein Bauarbeiter wird einen weit höheren Leistungsumsatz aufweisen als ein Büroangestellter. Die Maßeinheit für diesen Energieaustausch wird in Kalorien gemessen. Du kennst ihn bestimmt, diesen einen Menschen, der seine Kalorien fein säuberlich mitnotiert und trotzdem nicht abnimmt. Du wirst noch erfahren, warum es einigen so schwerfällt, Maß zu halten. Zunächst ist es für dich wichtig, zu verstehen, dass wir diese Kalorien in Form von Nahrung zu uns nehmen und es drei

[29] Das Gleichgewicht innerhalb einer Zelle, eines Organes oder auch des ganzen Organismus.

verschiedene Methoden gibt, die unser Körpergewicht, den Fettanteil und auch den Muskelanteil entscheidend beeinflussen.

Methode 1 – Kalorienüberschuss

Dieses Szenario ist für dich und dein Vorhaben, ein veganes Beast zu werden, essenziell. Evolutionär gesehen ist das Überangebot an Nahrungsmitteln noch nicht in unserer physiologischen Entwicklung angekommen. Soll heißen, dass dein Körper überschüssige Energie, die du dir als übermäßige Kalorien in die Figur schüttest, auch irgendwo gespeichert werden, und zwar meist in Form von Fettdepots. Es spielt dabei keine Rolle, in welcher Darreichungsform die Kalorien zugeführt werden. Es ist durchaus möglich, überschüssige Pfunde aufgrund von zu viel Obst aufzubauen, wenn die nötige Aktivität nicht folgt. Genau hier setzt dein Weg als Musterathlet an. Es muss dein Ziel sein, einen sanften Kalorienüberschuss mit hartem Training zu kombinieren und so nachhaltig Muskelmasse aufzubauen. Du wirst aber trotzdem eine kleine Fettreserve einlagern. Das ist der Lauf der Natur. Wie du diese aber auch noch in den Griff bekommst, erfährst du später.

Methode 2 – Der Ausgleich

Wie du dir sicher schon denken kannst, musst du, um dein Wunschgewicht zu halten, eine genau abgestimmte Menge an Kalorien, die deinem Aktivitätsniveau entspricht, zu dir nehmen. Im Grunde bleibt dein Gewicht in diesem Zustand also konstant. Das soll aber nicht heißen, dass es keine positiven Effekte für dich parat haben kann. Denn du hast die Möglichkeit, mit dieser Methode langfristig am Verhältnis zwischen Fett- und Muskelanteil zu arbeiten. Diese Methode bezeichnet der Fachkreis auch als Body Recomposition oder Neuverteilung. Hältst du also deinen Energiebedarf im Gleichgewicht und wirfst noch etwas Aktivität und gesündere Ernährung in die Waagschale, ist es dir möglich, gleichzeitig Fett abzubauen. Mach dir aber bitte nichts vor. Diese Methode eignet sich zwar insbesondere für Anfänger, die nicht sofort mit einem Kaloriendefizit starten wollen, sie hat aber mit den hier im Eilverfahren modellierten Methoden wenig gemein. Um hier effektiv Muskeln aufzubauen und gleichzeitig Körperfett zu reduzieren, reichen 9 Wochen nicht wirklich aus. Ich habe diese Methode trotzdem für dich aufgeführt, weil dieser Weg besonders für die Geduldigen unter euch lohnend ist. Wenn du dich bereits mit dem Thema Diät und Abnehmen allgemein beschäftigt hast, dann sind dir bestimmt schon die aberwitzigsten Methoden um die Ohren geflogen, die sich die Menschheit nur ausdenken konnte – Paleo, Mittelmeer, Atkins und wie sie alle heißen. Vielleicht ist auch der eine oder andere „sexy“ Werbespot an dir vorbeigerauscht. Lass dir eines gesagt sein: Es gibt Ernährungsformen, die gesünder sind als andere. Aber das einzig probate Mittel, um wirklich abzunehmen, ist das Kaloriendefizit. So einfach! Damit du an Gewicht, aber vor allem an Körperfett verlieren kannst, ist es oberstes Gebot, weniger Kalorien zuzuführen, als dein Körper benötigt. Warum die Diätindustrie ein scheinbar ungebrochenes Geheimnis mit sieben Siegeln um diesen unwiderlegbaren Fakt spinnt, sollte fast jedem klar sein. Es steckt wenig Profit in dieser simplen Methode. Klar baut dein Körper mit dieser Methode auch etwas an Muskulatur ab, das ist aber mit der richtigen

Herangehensweise und dem fundierten Wissen, das dir hier präsentiert wird, nur halb so wild. Mit den richtigen Strategien kannst du in deiner späteren Fitnesskarriere nicht nur dem Muskelschwund innerhalb dieser Methode entgegenwirken, nein, du wirst sogar dazu fähig sein, selbst in dieser Phase kontinuierlich Kraft und Muskeln aufbauen zu können, während das Fett um deine Hüften nur so dahinschmelzen wird. Diese 3 Methoden geben dir ein wirkmächtiges Werkzeug an die Hand, denn je nach Ziel und Bestreben wirst du dich immer zwischen einer der Methoden bewegen. Das Wichtigste ist aber, den eigenen Kalorienbedarf erst einmal zu kennen.

Wie du deinen Bedarf ermittelst

Ich empfehle dir an dieser Stelle eine sehr effektive Vorgehensweise, die dich ohne große Umwege an deinen tatsächlichen Kalorienbedarf bringen wird. Es mag zunächst etwas kompliziert anmuten, aber keine Angst, das ist es nicht. Halte dich einfach an die folgenden Schritte und du wirst schnell wissen, was zu tun ist. Lass uns das gemeinsam durchgehen. Als Erstes benötigen wir den Grundumsatz. Als Grundumsatz wird die Energiemenge bezeichnet, die wir täglich bei einer Indifferenztemperatur von 28

°C und absoluter Ruhe verbrauchen würden. Wie du bereits weißt, hängt dieser Grundumsatz von einigen Faktoren, wie Geschlecht, Körpergröße, Muskelmasse usw., ab. Dieser Grundumsatz lässt sich hervorragend mit der „Harris-Benedict-Formel" berechnen:

Für Männer gilt: Grundumsatz [kcal/24 h] = 66,47 + (13,7 x Körpergewicht [kg]) + (5 x Körpergröße [cm]) - (6,8 x Alter [Jahre])

Für Frauen gilt: Grundumsatz [kcal/24 h] = 655,1 + (9,6 x Körpergewicht [kg]) + (1,8 x Körpergröße [cm]) - (4,7 x Alter [Jahre])

Zum Verständnis berechnen wir einmal meinen Grundumsatz: Ich wiege aktuell 83 kg, bin 1,80 m groß und 35 Jahre alt. Das müssen wir nun nur noch in die Formel einsetzen:

kcal/24 h = 66,47 + (13,7 x 83 kg) + (1,8 x 180 cm) – (4,7 x 35 Jahre)

In den Taschenrechner gehackt (Punkt vor Strich nicht vergessen!), ergibt das einen Grundumsatz von 1.865,57 kcal. Mit diesem Wert haben wir also meinen Grundverbrauch berechnet. So viel Energie würde ich an einem Tag ohne Bewegung und Aktivität verbrauchen. Diesen Wert müssen wir nun noch mit der tatsächlichen Aktivität ergänzen. Auch das ist ganz einfach über eine in der Sportmedizin bewährte Methode auszurechnen. Es handelt sich um den sogenannten PAL-Wert oder auch Physical Activity Level, der es uns ermöglichen wird, deinen zusätzlichen Kalorienbedarf so akkurat wie nur irgend möglich zu bestimmen. Ich werde dich anhand zweier Beispiele auf dem Weg dorthin begleiten, denn du musst verstehen, dass sich der Kalorienbedarf natürlich nicht automatisch an deine Lebenssituation anpassen wird, und wie du weißt, ist nichts so beständig, wie der Wandel. Mit dem vermittelten Wissen wird es dir jedoch möglich sein, adaptiv zu denken und bei Bedarf einfach nachzujustieren. Zunächst ist es wichtig, zu verstehen, was der PAL-Wert überhaupt aussagt und wie er sich errechnet. Er gibt an, mit welcher Zahl dein Grundumsatz schließlich multipliziert werden muss, um deinen gesamten Energiebedarf zu berechnen. Ich wiege 83 kg und bin erfahrener Athlet. Bei meiner Tätigkeit als Schriftsteller für dieses Buch sitze ich deswegen den Großteil meines Tages vor dem Rechner. Ich trainiere bis zu zwei Stunden an so einem Tag. Meinen Grundumsatz haben wir bereits zusammen ermittelt. Jetzt geht es noch darum, den richtigen PAL-Wert herauszufinden.[30]

PAL-Wert bestimmen: PAL-Gesamt = PAL-Arbeit + PAL-Freizeit + PAL-Schlaf + PAL-Sport

Aktivität	Beispiel	PAL-Wert
Schlaf		0,95
Sitzende oder liegende Tätigkeit	Fernsehen, Lesen, Nichtstun	1,2
Sitzende Aktivität, kaum körperlich aktiv	Schreibtischarbeit	1,4-1,5
Sitzende Tätigkeit mit Aktivität	Schüler, Studenten, Büroangestellte	1,6-1,7
Überwiegend stehende/gehende Aktivität	Kellner, Verkäufer, Handwerker	1,8-1,9
Körperlich herausfordernde Tätigkeit	Bauarbeiter, sportliche Tätigkeiten	2,0-2,4

Abb. 24: Erklärung PAL-Wert

PAL-Wert an meinem Beispiel

8 Stunden Arbeit x 1,4 (sitzende Tätigkeit) = 11,2
3 Stunden Ausruhen x 1,2 (liegende Tätigkeit) = 3,6
7 Stunden Schlaf x 0,95 = 6,65
2 Stunden Sport x 2,0 = 4
(Arbeit + Ausruhen+ Schlaf + Sport): 24 = PAL (gesamt) 25,45: 24 = 1,06
Grundumsatz x PAL-Wert 1.865,57 kcal x 1,06 = <u>1.977,5 kcal</u>

Anhand dieses Beispiels siehst du, dass der tatsächliche Verbrauch mit erhöhter Aktivität stark steigen wird. Wichtig ist es, zu verstehen, dass auch dieser Wert mehr als Richtlinie anstatt als Gesetz fungiert. Nun ist es an der Zeit, die wichtigsten Makronährstoffe zu bearbeiten und zu verstehen, wo du diese in veganen Lebensmitteln in hoher Wertigkeit bekommen kannst.

[30] www. Sportunterricht.ch, Energie, Energieberechnung

Makronährstoffe

Stell dir deinen Körper wie eine Maschine vor, die du ja schließlich auch werden willst. Wie jede Maschine benötigt auch dein Körper ausreichend Energie, um funktionsfähig zu sein und zu bleiben. Dein Tank, in dem die Energiegewinnung stattfindet, setzt sich aus den sog. Glykogenspeichern zusammen. Sind diese Tanks leer, droht eine Unterzuckerung. Bei einer Unterzuckerung wird einem schwindelig und im schlimmsten Fall auch schwarz vor Augen. Man spricht dann in den meisten Fällen von einem Kreislaufkollaps. Kohlenhydrate bestehen aus unterschiedlich langen Ketten an Zuckermolekülen. Hierbei muss zwischen den Kohlenhydraten und den damit verbundenen Darreichungsformen unterschieden werden. Für den nachhaltigen Aufbau an Energie sind langkettige Kohlenhydrate am besten. Sie werden langsam verstoffwechselt und bieten dem Körper so für eine lange Zeit Energie. Diese langkettigen Kohlenhydrate befinden sich beispielsweise in Haferflocken, Vollkornprodukten, Kartoffeln, Naturreis, Nüssen und diversen Hülsenfrüchten. Auch einige Obst- und Gemüsesorten enthalten diese. Viele Athleten nehmen, vor extremen Leistungen, Nährstoffe aus leicht verdaulichen Quellen zu sich. So wird die für den Körper anstrengende Verdauungsarbeit auf ein Minimum begrenzt und es bleiben Kapazitäten für das Training frei. Unterschieden werden Kohlenhydrate in Einfachzucker bzw. Monosaccharide, wie Fructose oder Glukose, und Mehrfachzucker oder auch Di- und Oligosaccharide genannt. Zu Zweiteren gehören Laktose oder Maltodextrin. Die dritte Variante sind die Vielfachzucker oder auch Polyglykoside, wie sie in Stärke oder Zellulose vorhanden sind. Prinzipiell gilt, dass möglichst wenig Einfachzucker konsumiert werden sollte. Diese gelten als Dickmacher und verursachen in erhöhter Zufuhr allerlei Zivilisationskrankheiten. Also Finger weg. Besonders Softdrinks und Lifestylegetränke enthalten Unmengen des schädlichen Industriezuckers. Den meisten Menschen ist die enthaltene Menge gar nicht bewusst. Ein paar Beispiele für dich:

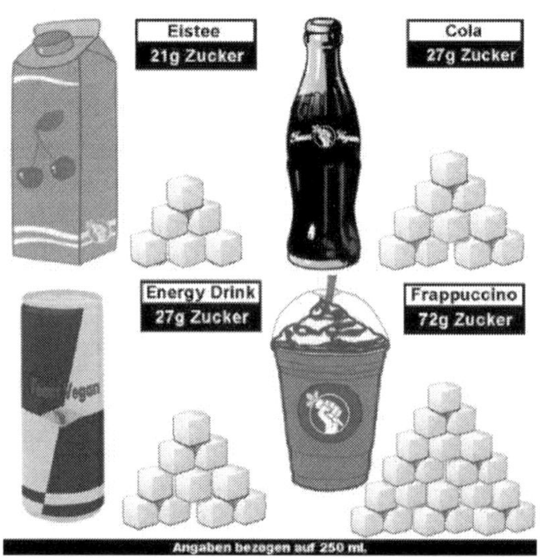

Abb. 25: Zuckergehalt diverser Süßgetränke

Wichtig für dich, zu verstehen, ist es an dieser Stelle, dass der durchschnittliche Blutzuckerwert im nüchternen Zustand, also etwa 8-10 Stunden nach der letzten Nahrungsaufnahme, etwas unter 100 liegt. Das bedeutet, dass bei einem Blutzuckerwert von 100 gerade einmal 5 g Zucker in deiner Blutbahn toleriert werden können. Man lasse sich diese Zahl einmal auf der Zunge zergehen, während man die letzte Grafik begutachtet. Natürlich muss diese Zahl in Relation zur Beanspruchung der Energie gesehen und auf den Tag verteilt betrachtet werden. Dennoch kann man sich vorstellen, inwiefern eine einzelne Mahlzeit das System überlastet. Ich werde an dieser Stelle nicht weiter in den Zuckerstoffwechsel eintauchen, da es den Rahmen sprengen würde. Es sei nur so viel gesagt, dass du besser auf natürliche Zuckerquellen zurückgreifen solltest, anstatt deinen Energiebedarf über Industriezucker decken zu wollen. Experten empfehlen bei Erwachsenen, weniger als 5 Prozent der täglichen Energiezufuhr aus zugesetzten Zuckern zu sich zu nehmen. Das entspricht bei einem durchschnittlichen Erwachsenen etwa 25 Gramm über den Tag verteilt. Die maximale Zufuhr von 50 Gramm (oder 16 Stück Zuckerwürfel) sollte nicht überschritten werden.[31] Laut einem Ernährungsbericht der Stiftung Warentest vom 24.04.2017 konsumieren die Menschen in unseren Breitengraden etwa 29 Stück Zuckerwürfel am Tag.[32]

Zucker für Athleten

Du als angehender Profi-Athlet solltest möglichst darauf achten, deine nötige Energie über abwechslungsreiche Kost zu dir zu nehmen. Vor dem Training ist es sinnvoll, schnell verfügbare Zucker wie Fruktose und Glukose zuzuführen. Deine Ernährung sollte möglichst viele komplexe Kohlenhydrate umfassen. Verzichte auf diese allerdings direkt vor und nach dem Training, da diese deinen Körper zu stark belasten. Die Zuckermoleküle werden bei diesen erst nach und nach freigesetzt. Eine erhöhte Glukosezufuhr zieht einen erhöhten Insulinausstoß nach sich, der die Nährstoffe in die Zellen transportiert. Der Muskelaufbau wird beschleunigt. Es ist also ein Irrtum, anzunehmen, für einen stählernen Körper benötigt man nur die richtige Menge Eiweiß. Dein Körper benötigt ebenfalls komplexe Kohlenhydrate, die dir die nötige Energie liefern. Eine Metaanalyse mit 50.000 Probanden weltweit, die den Unterschied des Blutzuckerspiegels zwischen omnivorer und veganer Ernährung untersuchte, ergab Erstaunliches. Die Veganer wiesen im Durchschnitt einen viel geringeren Blutzuckerspiegel im nüchternen Zustand auf als Allesesser und besaßen somit ein gesünderes kardio- metabolisches Profil als ihre fleischessenden Kollegen. Es lassen sich auch hier keine mustergültigen Aussagen treffen. Die Menschen sind einfach zu verschieden, um hier eine exakte Angabe machen zu können. Unter renommierten Bodybuildern gilt allerdings folgende Übereinkunft: Mindestens 20 bis 30 % deiner täglichen Nahrungszufuhr in der Massephase sollte aus Proteinen bestehen. 55 bis 65 % sollten von Kohlenhydraten gedeckelt sein. Achte

---

[31] WHO Library Cataloguing-in-Publication Data, Guideline: sugars intake for adults and children; ISBN 978 92 4 154902 8 (NLM classification: QU 145.7) World Health Organization, 2015

[32] Stiftung Warentest, Zucker in Lebensmitteln, erschienen am 24.04.2017

darauf, dass mindestens 80 % hiervon aus komplexen Kohlenhydraten besteht. Der Rest sollte über ungesättigte Fettsäuren ergänzt werden, aber dazu später mehr. Ein weiterer Richtwert, der sich in der Sportler-Szene etabliert hat, ist eine tägliche Zufuhr von etwa 5 bis 6 g Kohlenhydrate pro kg Körpergewicht.

Eiweiß – der Stoff, aus dem nicht nur die Muckis gebaut werden

Eiweiße gelten als Grundbausteine des Lebens. Die lebenswichtigen Nährstoffe sind an zahlreichen körperinternen Prozessen beteiligt. Sie stellen die Grundlage einer jeden Körperzelle dar und sind an der Synthese wichtiger Enzyme beteiligt. Eiweiße und Proteine sind Synonyme und jedes Proteinmolekül setzt sich in seiner kleinsten Einheit aus Aminosäuren zusammen. Der Körper benötigt insgesamt 20 Aminosäuren, von denen er 8 nicht selbst herstellen kann. Diese müssen dem Körper über die Nahrung zugeführt werden. Grundlegend und zum leichteren Verständnis werden die proteinogenen Bausteine in essentielle und nicht-essentielle Aminosäuren unterteilt. Der Begriff „proteinogen" beschreibt, dass diese Bausteine als Basis körpereigener Eiweiße und Peptide zu verstehen sind.

Die verschiedenen Aminosäuren

Die 8 essentiellen Aminosäuren Leucin, Isoleucin, Valin, Phenylalanin, Threonin, Trytophan, Lysin und Methionin müssen über die Nahrung aufgenommen werden, wohingegen der Organismus Alanin, Arginin, Asparagin, Cystein, Glutamin, Asparaginsäure, Glutaminsäure, Serin, Tyrosin und Prolin zum Teil selbst bilden kann. Eiweiße gehören neben Kohlenhydraten und Fettsäuren zu den drei Hauptnährstoffen, die unser Körper zum Überleben zwingend braucht. Sie bilden Muskeln und Knochen und transportieren lebenswichtige Stoffe im Körper. Sie sorgen für ein funktionsfähiges Gehirn, regulieren Stress und halten dein Immunsystem im Gleichgewicht. Aminos sorgen für ein gesundes Herz und produzieren neue Zellen. Du siehst, ohne Aminosäuren geht nichts. Insgesamt 20 Vertreter bilden die Gruppe, welche besonders relevant für unser Körpergewebe und weitere Körperfunktionen sind. Diese Grundbausteine sind von solcher Wichtigkeit, dass sie sogar im Erbgut selbst angelegt sind. Es spielt in erster Linie keine Rolle, ob es sich um über die Nahrung zugeführte oder vom Körper selbst gebildete Aminosäuren handelt. Alle proteinogenen Bausteine sind für unsere Gesundheit unverzichtbar, ob diese nun essentiell oder nicht-essentiell sind. Der Zusatz „essentiell" spielt hier nicht auf die Wichtigkeit der Aminosäuren ab, sondern weist nur darauf hin, dass diese über die Nahrung aufgenommen werden müssen. In Wahrheit spielt jede einzelne Aminosäure eine eigene und wichtige Rolle in unseren internen Körperprozessen. Es ist wichtig, neben einer ausgewogenen Ernährung auf einen guten Spiegel zu achten. Regelmäßige Blutuntersuchungen können Aufschluss über einen Mangel geben. Unser Körper verfügt über die Fähigkeit, überschüssige Aminosäuren zu speichern, wiederzuverwerten und umzuwandeln. Ein großer Teil der Aminos werden im Körper einmal abgebaut und zu einem späteren Zeitpunkt wieder zusammengefügt. Die Herkunft der Proteinquelle spielt für diesen Ablauf keine Rolle. Bei akutem Mangel kann der Körper gewisse Aminosäuren selbst synthetisieren. Ausgenommen sind die essentiellen Aminosäuren.

Eiweiß für den Muskelaufbau

Wie bereits erwähnt, zählen Proteine zu den drei Makronährstoffen, die unsere gesamte Ernährung ergibt. Der menschliche Organismus besteht bis zu 76 % aus Wasser und Aminosäuren. Spätestens an dieser Stelle sollte dir bewusst werden, wie essentiell Aminos tatsächlich sind. Die vielschichtigen Aufgaben haben wir bereits besprochen. Doch welche Rolle spielen die Eiweiße für deinen Muskelaufbau? Nun, sie bilden neues Muskelgewebe aus und helfen dabei, die durch das Training verletzten Muskelfasern zu reparieren. Bezüglich deines Muskelaufbaus erfüllen Aminosäuren einen hohen Dienst. Sie aktivieren bestimmte Enzyme, die maßgeblich an der Muskelproteinsynthese beteiligt sind. Proteine sind der Baustoff des Lebens und deswegen auch unabhängig von deinem Ziel von allerhöchster Bedeutung für ein langes und gesundes Leben.

Vorteile einer erhöhten Zufuhr

- Weniger Appetit
- Mehr fettfreie Muskelmasse
- Konstanter Erhalt der Muskelmasse
- Hoher Energieverbrauch auch im Ruhezustand

Besonders während intensiver Trainingsphasen ist es wichtig, auf seinen Proteinhaushalt zu achten. Die Deutsche Gesellschaft für Ernährung (DGE) empfiehlt eine tägliche Proteinzufuhr von lediglich 0,8 g pro kg Körpergewicht. Bei meinem Gewicht von 83 kg wären das also „nur" 66,4 Gramm Eiweiß am Tag. Das ist natürlich viel zu wenig und kann auf keinen Fall für einen gesunden Lebensstil stehen. Der Hintergrund dieser Angabe der DGE bezieht sich lediglich auf präventive Maßnahmen, die Mangelerscheinungen vermeiden sollen. Es sollte auch neben deinen Zielen im Krafttraining klar sein, dass es in der Ernährung nicht nur darum gehen kann, Mangelerscheinungen zu vermeiden. Für deinen Weg als Vegan-Krieger benötigst du schon wesentlich mehr Eiweiß. Die Studienlage gibt Werte von 1,6 g bis 3,2 g je kg Körpergewicht vor.

Der absolute und realistische Bedarf hängt auch hier von vielen individuellen Faktoren ab. Wichtige Faktoren sind zum Beispiel das Alter, der aktuelle Trainingszustand, der Körperfettanteil und der Umstand, ob man sich in der Massephase befindet oder ob man zunächst ein paar Pfunde verlieren möchte. Für dich sind natürlich nur die Werte im Zustand des Kalorienüberschusses entscheidend und diesen werden wir nun auf den Grund gehen. Das Deutsche Institut für Sporternährung e.V. in Bad Nauheim[33] stützt sich in seiner Empfehlung auf die aktuelle Studienlage und gibt den Richtwert 1,4 kg bis 1,6 g pro kg Körpergewicht vor.[34]

---

[33] www.dise.online, Hintergrundwissen, Eiweiß

[34] National Library of Medicine, J Sports Science, Dietry protein for athletes: from requiorements to optimum adaptation, Stuart M. Phillips, Luc J.C. Van Loon

Diese Referenz dient ebenfalls als Leitfaden. Die Erkenntnisse legen nahe, dass diese Menge ausreicht, um anabole Muskelprotein-Systeme zu stimulieren und das Wachstum neuer Muskelmasse zu beschleunigen. Natürlich muss man die Variable Mensch auch in diese Gleichung miteinbeziehen. Die besten Resultate habe ich über die Jahre mit einer Zufuhr von 2 g bis 3 g je kg Körpergewicht erreichen können.

Der Fleisch-Mythos

Wie du weißt, habe ich der Augenwischerei den Kampf angesagt. Es ist eine Lüge, dass du als Muster-Athlet tierisches Eiweiß benötigst, um erfolgreich zu werden. Im Juni 2013 veröffentlichte das Fachmagazin „Nutrition Journal“ eine Studie der Universität Tempa/Florida[35], die das unvermeidbare belegte. Laut der Studie fördere veganes Reisprotein den Muskelaufbau nämlich genauso gut, wie das in der Szene gefeierte Molkeprotein. Den Forschern war es wichtig, herauszufinden, ob das Reisprotein die Erholungsphase genauso gut verkürzen kann, wie das tierische Pendant. Außerdem sollte in der Studie geklärt werden, ob und wie das Reisprotein, verglichen mit dem Molkeprotein, die Fett- und Muskelanteile des Körpers beeinflusst. Für die Studie wurden 24 junge, durchtrainierte Männer in zwei Gruppen eingeteilt. Gruppe A nahm nach dem Training je 48 Gramm von dem veganen Protein zu sich und Gruppe B tat das Gleiche mit dem tierischen Protein. Alle Probanden trainierten über einen Zeitraum von 8 Wochen dreimal pro Woche. Vor und nach dem Training wurde die Dauer der Regenerationsphasen, die Stärke des Muskelkaters und der Zeitpunkt, an dem die Männer für das nächste Training bereit waren, untersucht. Außerdem wurden die Muskelstärke und die Körperzusammensetzung erforscht sowie die Ergebnisse beim Bankdrücken und bei der Beinpresse in der ersten, vierten und achten Woche bestimmt. Die Auswertungen räumen schlicht mit den Vorurteilen auf. Es ergab sich kein Unterschied! Wenn dir also das nächste Mal wieder ein ach so erfahrener Bodybuilder mit derselben alten Laier daherkommt, hast du nun fundiertes Material, um ihn eines Besseren zu belehren.

---

[35] Joy, J.M., Lowery, R.P., Wilson, J.M. et al. The effects of 8 weeks of whey or rice protein supplementation on body composition and exercise performance. Nutr J 12, 86 (2013). www.doi.org

Diese veganen Eiweißquellen bringen dich auf das nächste Level

Bei den Proteinen spielt die Aminosäurezusammensetzung und deren Verdaulichkeit eine große Rolle und entscheidet über deren Qualität. In diesem Zusammenhang hast du auch schon die biologische Wertigkeit in der „Vegan Bibel" kennengelernt, also wie viel des aufgenommen Proteins auch wirklich für körpereigenes Protein genutzt werden kann. Optimal wäre es, wenn alle 8 Aminosäuren in einem Lebensmittel vorhanden sind. Es gibt jedoch auch einige, bei denen diese nur teilweise vorhanden sind. Deshalb ist es wichtig, dass du darauf achtest, die fehlenden Aminosäuren mit anderen Lebensmitteln zu ergänzen. Pflanzliche Produkte mit einer hervorragenden Aminosäurezusammensetzung sind z. B. Soja, Lupine und Hanf.

Das soll nicht bedeuten, dass du nur noch diese Produkte zu dir nehmen musst, sondern du kannst deine vegane Ernährung trotzdem vielseitig mit diversen Lebensmitteln gestalten. Außerdem kannst du deine Proteinzufuhr mit Proteinpulvern ergänzen. Dir bleibt die Auswahl zwischen Hanf-, Reis-, Erbsen-, Kürbiskern-, Sonnenblumen- und Sojaprotein, was bedeutet, dass du auch ganz ohne Soja deinen Muskeln das nötige Protein zuführen kannst. Außerdem solltest du dich in Bezug auf die Aufnahme aller Aminosäuren nicht stressen, denn dein Körper ist dazu in der Lage, diese über einen bestimmten Zeitraum zu speichern. So musst du nicht alle direkt mit einer Mahlzeit zu dir nehmen, sondern kannst sie beruhigt über den Tag verteilt in deine Mahlzeiten integrieren. Um möglichst alle Aminosäuren zu dir zu nehmen, ohne deine Gedanken ständig darum kreisen lassen zu müssen, solltest du dich an eine ausgewogene Ernährung halten.

Um dich langfristig fit und munter zu fühlen, ist auch eine allgemeine Ernährungsumstellung nötig und sie sollte nicht nur über einen kurzen Zeitraum eingehalten werden. Diese ermöglicht es dir, die für deinen Körper essentiellen Aminosäuren problemlos und intuitiv aufzunehmen. Weil die Proteinzufuhr beim Muskelaufbau eine zentrale Rolle spielt, will ich dir nun noch einmal ganz speziell die veganen Eiweißquellen vorstellen, die dich im Muskelaufbau weiterbringen und dich auf das nächste Level befördern.

Eiweißquellen

- Soja-Produkte
- Grüne Gemüsesorten, wie Spinat, Grünkohl, Sellerie etc.
- Nüsse, wie Walnüsse, Haselnüsse, Macadamia, Cashews etc.
- Obst, wie Bananen, Weintrauben, Birnen, Beeren usw.
- Vollkorn-Nudeln und -Reis, Kartoffeln, Süßkartoffeln, Pastinaken etc.
- Bohnen, Bulgur, Hirse, Linsen
- Vollkornbrot und Haferflocken

Linsen sind echte Eiweißbomben und enthalten davon 26,7 Gramm auf 100 Gramm. Außerdem sind sie leicht verdaulich und du kannst sie einfach in deinen Ernährungsplan integrieren. Sie regen außerdem deinen Stoffwechsel an. Neben Protein enthalten Linsen jedoch auch reichlich Zink, was besonders gut für Haut, Haare und Nägel ist. Das ist doch ein schöner Nebeneffekt, oder nicht? Auch Kidneybohnen sind voller Protein und enthalten ganze 24 Gramm auf 100 Gramm. Doch Protein ist nicht der einzige Nährstoff, der zu Genüge in den Bohnen enthalten ist. Auch Ballaststoffe und Magnesium lassen sich darin finden.

Erbsen sollten zwar nicht roh gegessen werden, da sie gesundheitsschädliche Pektine beinhalten, sind im gekochten Zustand aber sehr gesund und enthalten 6,8 Gramm Proteine auf 100 Gramm. Auch sie sind in deinem Ernährungsplan vielseitig einsetzbar und sehr lecker. Kichererbsen sind ebenfalls gute Proteinquellen und enthalten davon 7,5 Gramm auf 100 Gramm. Daneben beinhalten sie auch die Aminosäure Lysin, die essenziell für unseren Körper ist und die du deshalb auf jeden Fall zu dir nehmen solltest. Auch Magnesium, Eisen und Zink sind Bestandteile der Kichererbsen. Wie auch Linsen, Erbsen und Kidneybohnen gehören die Kichererbsen zu den Hülsenfrüchten. Diese gelten allgemein als gute Nährstoff- und vor allem Proteinlieferanten. Sie sind fettarm und haben dabei einen hohen Ballaststoffgehalt. Du kannst eine Mahlzeit problemlos kohlenhydratarm halten und dabei durch den hohen Proteingehalt der Hülsenfrüchte trotzdem sehr satt werden. Integriere sie deshalb so oft wie möglich in deinen Speiseplan! Neben Kichererbsen sind auch Nüsse voller Protein. 100 Gramm Mandeln enthalten ganze 24 Gramm pflanzliches Protein. Obwohl Nüsse bekanntermaßen eher als gute Fettlieferanten gelten, sollten sie auch für die Zufuhr von Eiweiß nicht vernachlässigt werden. Behalte dabei jedoch trotzdem den Fettgehalt im Hinterkopf, da du mit einer geringen Menge an Nüssen viel Fett aufnimmst. Neben ungesättigten Fettsäuren und Proteinen beinhalten Nüsse auch Magnesium und Vitamin B und E.

Dies macht auch sie zu bemerkenswerten Nährstofflieferanten. Nüsse lassen sich wunderbar als Snacks zwischen den Mahlzeiten in deinen Ernährungsplan integrieren oder zu proteinreichen Zwischensnacks, wie Energy-Balls, weiterverarbeiten. Quinoa zählt als Pseudogetreide und ist ebenfalls ein guter Proteinlieferant mit 15 Gramm pro 100 Gramm. Daneben enthält es auch Eisen und Vitamin B2 und ist somit ein guter Nährstofflieferant. Tofu ist ein Produkt aus Sojabohnen und in der veganen Ernährung weit verbreitet. Die Sojabohnen beinhalten alle essentiellen Aminosäuren und Tofu enthält 14 Gramm Eiweiß pro 100 Gramm. Es gibt vielfältige Möglichkeiten, Tofu mit verschiedenen Zubereitungsarten zu leckeren und gesunden Gerichten weiterzuverarbeiten. Ein weiteres Nebenprodukt von Sojabohnen ist Tempeh und auch dieses ist mit 18 Gramm Protein auf 100 Gramm ein optimaler Lieferant. Haferflocken sind schonend für deine Verdauung und deshalb gut für den Magen-Darm-Trakt. Sie gelten zwar hauptsächlich als ausgezeichnete Kohlenhydratquelle und als lange sättigend, doch sie enthalten auch eine Menge Protein, und zwar 12,5 Gramm pro 100 Gramm. Deren Nährstoffbilanz ist optimal, da sie über eine Vielzahl an Nähr- und Mineralstoffen verfügen. Deshalb sollten Haferflocken künftig nicht mehr in deinem Speiseplan fehlen. Sie lassen sich leicht integrieren und beim Frühstück zu leckeren und sättigenden Müslis verarbeiten. Brokkoli gehört zu den Kreuzblütengewächsen und ist sehr kalorienarm. Trotzdem ist er mit

3,8 Gramm pflanzlichem Eiweiß auf 100 Gramm eine gute Proteinquelle. Trotz seiner geringen Kaloriendichte ist er voller guter Dinge, wie zum Beispiel Vitamin C und Kalium.

Kartoffeln gelten bereits seit mehreren Jahrhunderten als Hauptnahrungsmittel und sind wohl so vielseitig verwendbar wie kein anderes Lebensmittel. 100 Gramm davon enthalten 1,9 Gramm Protein. Sie sind voller sattmachender Kohlenhydrate, aber dabei trotzdem kalorienarm und sehr gesund. Eine optimale Kombination eben! Du kannst sie kochen, braten oder im Backofen weiterverarbeiten und so leckere Gerichte daraus zaubern. Ich empfehle aber, auf Frittieren zu verzichten.

Damit du die besten Eiweißquellen auf einen Blick beisammen hast, findest du im Folgenden noch einmal eine detaillierte Übersicht der Lebensmittel mit dem meisten Protein[36].

Lebensmittel mit dem höchsten Proteingehalt

Lebensmittel	Eiweiß pro 100 g
Linsen	26,7 g
Kidneybohnen	24 g
Mandeln	24 g
Tempeh	18 g
Quinoa	15 g
Tofu	14 g
Haferflocken	12,5 g
Sojabohnen	11 g
Kichererbsen	7,5 g
Erbsen	6,8 g
Brokkoli	3,8 g
Kartoffeln	1,9 g

Abb. 26: Eiweißgehalt veganer Lebensmittel

Natürlich geht es bei all dem Fokus auf den Proteingehalt der verschiedenen Lebensmittel nicht ausschließlich darum, wie viel Eiweiß wo enthalten ist. Um generell gesund Muskeln aufzubauen und einen vitalen Lebensstil zu führen, ist es natürlich von Vorteil, dass du auf alle Nährstoffe achtest, die die Lebensmittel beinhalten. Denn erst ein ausgewogenes Verhältnis aller wichtigen Nährstoffe istauch gesund für deinen Körper und dein Muskelwachstum. Ernährst du dich vegan, achtest auf diese Punkte und integrierst regelmäßig die oben genannten, proteinreichen Lebensmittel in deinen Ernährungsplan, dann hast du keinen Grund zur Besorgnis und kannst dich in aller Ruhe auf dein Training konzentrieren. Wie in

[36] www.deutschlandistvegan.de,vegane-proteinquellen

jedem Bereich des Lebens gilt auch hier: Übung macht den Meister.

Fett

Zu guter Letzt zählt Fett zu den unverzichtbaren Makronährstoffen. Fette übernehmen lebenswichtige Funktionen in deinem Körper. Sie sind zum Beispiel an der Hormonbildung beteiligt, helfen bei der Verstoffwechselung vieler Vitamine und schützen Zellen und Organe. Fett dient als intermediärer Stoff, der in unserer Zellmembran enthalten ist und dafür sorgt, dass fettlösliche Stoffe, wie Vitamin D, A, E und K, in die Zelle diffundieren können. Um genau zu sein, sind die meisten Vitamine fettlöslich und somit von einer gesunden Aufnahme durch die Nahrung abhängig. Es handelt sich bei Fetten um Energielieferanten, die doppelt so viel Energie zur Verfügung stellen, wie die gleiche Menge Proteine oder Kohlenhydrate. Fette sind somit der energiereichste Brennstoffträger und man könnte vermuten, dass sie über den BMI einer Person entscheiden. Doch falsch gedacht, denn wie du weißt, ist hierfür die Zufuhr an Kalorien verantwortlich. Auch bei den Fetten muss differenziert werden.

1. Gesättigte Fettsäuren
2. Einfach ungesättigte Fettsäuren
3. Zweifach ungesättigte Fettsäuren
4. Mehrfach ungesättigte Fettsäuren
5. Transfette

Beinahe alle Fette sind essentiell und für einen gesunden und vitalen Organismus unabdingbar. Du brauchst sie, Punkt. Selbst die so oft unterschätzten und verteufelten gesättigten Fettsäuren erfüllen eine Funktion und sind daher wichtig. Insbesondere unser zentrales Nervensystem ist auf diese Art der Fette angewiesen. Die einzige Fettquelle, die du besser meiden solltest, sind die sogenannten Transfette. Sie entstehen hauptsächlich in stark verarbeiteter Nahrung, also Industrienahrung, durch die unterschiedlichen Stufen der Erhitzung während der Produktion. Ein Beispiel ist die von vielen Menschen geliebte Fritteuse. Diese Fette sind derart körperfremd, dass dein Körper nichts damit anzufangen weiß und sie direkt auf deine Hüften ablegt. Wie schon erwähnt, befinden sich Transfette hauptsächlich in allen stark verarbeiteten Nahrungsmitteln und auch in Snacks und Süßigkeiten. Meide diese so gut du kannst. Wenn du in diesem Fall nicht so konsequent sein kannst oder willst, dann räume dir die berühmt berüchtigten „Cheatdays“ ein und genieße an diesen Tagen bewusst deine Sünden. Vor deiner Entscheidung solltest du allerdings noch wissen, dass Transfette im Verdacht stehen, die Entwicklung von Alzheimer, Herz-Kreislauf-Erkrankungen und Diabetes zu begünstigen.

Wie sieht es mit Omega-3- und Omega-6-Fettsäuren aus?

Unser Körper kann beinahe alle Fettsäuren selbst herstellen. Die Ausnahmen haben Namen: Omega-6-Fettsäure oder Linolsäure und Omega-3-Fettsäure oder auch alpha-Linolensäure genannt. Diese beiden sind Spezialfälle und werden als essentiell bezeichnet, da sie durch die Nahrung aufgenommen werden müssen. Sie spielen eine wichtige Rolle für dein Herz-Kreislauf-System und schützen deine Blutgefäße. Sie verbessern die Blutfettwerte durch gerinnungs- und ateriosklerosehemmende Eigenschaften. Sie stützen andere Fette und sind Hauptbestandteil der vorhin erwähnten Zellmembran. Doch gehen wir den beiden noch etwas genauer auf den Grund.

Essentielle Fettsäuren – Das sind Linolsäure und alpha-Linolensäure

1. Linolsäure – Sie gehört zu den sogenannten Omega-6-Fettsäuren.
2. alpha-Linolensäure – Sie zählt zu den Omega-3-Fettsäuren..

Der Körper leistet auch hier wieder enorme Transferleistungen und stellt aus der alpha-Linolensäure zwei andere Omega-3-Fettsäuren her:

1. Eicosapentaensäure (kurz EPA)
2. Docosahexaensäure (kurz DHA)

Diese beiden Vertreter werden auch als semi-essentiell bezeichnet. Dein Körper kann sie zwar selbst herstellen, benötigt aber für die Synthese die alpha-Linolensäure. Die Reihe der Omega-3-Fettsäuren lässt sich noch um einige weitere verlängern. All diese Fettsäuren sind allerdings nicht essentiell, d. h. dein Körper ist selbst dazu in der Lage, sie herzustellen. Die Hauptaufgabe der essentiellen Fettsäuren ist es, deine Zellen elastisch zu halten, damit dein Körper reibungslos arbeiten kann. Sie unterstützen dich aber auch nach einem anstrengenden Training, wenn deine Muskulatur nach dem harten "Beastmode" eine Portion Extra-Regeneration benötigt. Außerdem regt sie die Produktion von Hormonen an, reguliert die Zellerneuerung und unterstützt ohne Unterlass dein Immunsystem. Eine aktuelle Studie aus der anerkannten Framing Hesart Study von Boston wies nach, dass bei Zugabe das Risiko, an einer Herz-Kreislauf-Erkrankung zu leiden, um bis zu 39 % gesenkt werden konnte.[37] Doch in welchen Lebensmitteln finden wir denn nun die wichtigen Fettsäuren?

Linolsäure:

Du findest die Omega-6-Fettsäure zum Beispiel in Distelöl, Sonnenblumenöl, Weizenkeimen, Walnüssen und Sojabohnen.

alpha-Linolensäure:

Diese essentielle Omega-3-Fettsäure kannst du in Leinöl finden. Weitere hervorragende Quellen sind Öle aus Hanf, Walnüssen, Raps und Weizenkeimen, Sojabohnen oder Chiasamen.

EPA und DHA: Die beiden semi-essentiellen Fettsäuren kannst du nur in bestimmten Algenarten finden, nämlich in Mikroalgen. So gelangen die Fettsäuren über die Nahrungskette auch in bestimmte

---

[37] Harris et al, Clin Lipidol. 2018 ;12(3): 718–727

Kaltwasserfische, wie Makrelen oder Heringe. Da wir an dieser Stelle keinen Fisch empfehlen wollen, haben wir für dich die ultimative Alternative: Leindotter. Es handelt sich um eine einjährige Krautpflanze, die EPA und DHA produziert. Diese Pflanze liefert dir genauso viele Anteile wie Fischkapseln.

Welche Mengen werden empfohlen?

Laut der Deutschen Gesellschaft für Ernährung (DGE) sollten täglich etwa 2,5 % der gesamten Kalorienzahl aus Omega-6-Fettsäuren bestehen und etwa 0,5 % aus Omega-3-Fettsäuren. Diese Mengen kannst du mit veganer Ernährung ohne Probleme erreichen. Linolsäure und alpha-Linolensäure benötigen dasselbe Enzym, um den Stoffwechsel anzutreiben. Die beiden Fettsäuren buhlen quasi um die Vorherrschaft. Deshalb ist es wichtig, auf das richtige Verhältnis zu achten. Als optimal wird eine Mischung von 5:1 eingestuft. Hier liegt des Pudels Kern begraben, denn als Veganer hast du nicht unbedingt Probleme damit, deine Omega-6-Fettsäuren zu dir zu nehmen, sondern aus dem gesunden Verhältnis zu fallen. Denn anstatt zu wenige Omega-3-Fettsäuren nimmst du als Veganer eher zu viele Omega-6-Fettsäuren zu dir. Das Verhältnis liegt bei Veganern etwa bei 13-20:1. Das ist kritisch zu beurteilen. Als Folge dessen kann die Herstellung von EPA und DHA aus alpha-Linolensäure vermindert werden. Grund ist, dass die zur Synthese benötigten Enzyme von der überschüssigen Linolsäure beansprucht werden.

EPA und DHA: Die Achillesferse der veganen Ernährung

Der Einwand, diese kritischen Stoffe doch einfach mit auf den Speiseplan zu packen, scheitert meist an der Tatsache, dass Fisch für uns Veganer tabu ist und auch Mikroalgen nicht unbedingt als regelmäßiger Snack dienen. Die EPIC-Norfolk Studie legt die Vermutung nahe, dass der EPA- und DHA-Bedarf bei Fischessern um ein Vielfaches mehr gedeckelt sein dürfte als bei Fleischessern. Fleischesser weisen einen höheren Gehalt auf als Vegetarier. Leider differenziert die Studie nicht zwischen Vegetariern und Veganern. Die logische Konsequenz wäre es aber, dass Veganer eben noch mehr unter einem Mangel leiden müssten.[38] Prinzipiell schreibt man Omega-3-Fettsäuren einen hohen Schutzgrad für unsere Blutgefäße zu. In einigen Studien konnte gezeigt werden, dass Omega-3-Fettsäuren die Fließeigenschaften des Blutes positiv beeinflussen, ebenfalls können die Blutfettwerte reguliert und Entzündungsprozesse abgemildert werden. Eine gute Versorgung gilt daher als A und O zur Vorbeugung von Herz-Kreislauf-Erkrankungen. Wie du nun schon weißt, nehmen Veganer weniger DHA und EPA auf. Bisher besteht kein Verdacht, dass die geringere Aufnahme bei Veganern überhaupt einen gesundheitlichen Effekt hat, denn interessanterweise erleiden Veganer insgesamt seltener Herz- Kreislauf-Erkrankungen als Fleischesser.

[38] Welch AA et al (2010): Dietary intake and status of n−3 polyunsaturated fatty acids in a population of fish-eating and non-fish-eating meat-eaters, vegetarians, and vegans and the precursor-product ratio of α-linolenic acid to long-chain n−3 polyunsaturated fatty acids: results from the EPIC-Norfolk cohort. Am J Clin Nutr 92 (5), 1040-5

Auf der anderen Seite sind die positiven Wirkungen der beiden semi-essentiellen Fettsäuren gut erforscht und nachgewiesen. Es ist also gut möglich, dass du dir etwas Gutes damit tust, die beiden Omega-3-Fettsäuren zu supplementieren.

Sporthacks für eine optimale Versorgung von Omega-3-Fettsäuren

Ich gebe dir nun wichtige Tipps an die Hand, mit denen es dir möglich sein wird, deinen Bedarf an Omega-3-Fettsäuren zu decken.

Lifehack 1: Du kannst die Aufnahme an Omega-3-Fettsäuren erhöhen, indem du deinen Smoothies einen Teelöffel Leinöl hinzugibst. Dein Frühstücksmüsli kannst du auch mit Chiasamen oder Leinsamen aufpeppen. Schrote die Leinsamen vor dem Verzehr selbst, indem du diese kurz in deinen Mixer gibst. Du kannst die geschroteten Leinsamen vorbereiten, im Kühlschrank aufbewahren und bis zu einer Woche nach Belieben verwenden. Lasse die Chiasamen im Müsli kurz aufquellen, damit sie gut verträglich sind. Um die Bioverfügbarkeit zu erhöhen, kannst du die Samen auch in Wasser einlegen und sprießen lassen.

Lifehack 2: Supplementiere gegebenenfalls mit EPA und DHA. Der Markt für rein pflanzliche Supps ist riesig geworden und wächst stetig weiter. Ich empfehle dir Supps auf Algenbasis, denn sie enthalten zusätzlich viele wertvolle Spurenelemente. Alternativ kannst du auch nur DHA zuführen, denn es ist der Grundbaustein für die Synthese von EPA.

Lifehack 3

Reduziere den Konsum von Omega-6-Fettsäuren. Meide pflanzliche Öle, die ein schlechtes Verhältnis aufweisen. Das können unter anderem Distel- oder Sonnenblumenöle sein.

Mögliche Symptome bei einem Omega-3-Mangel

- Sehschwäche
- Unruhe
- Probleme mit der Hautgesundheit
- Müdigkeit
- Muskelschwäche!

Das sind sie im Wesentlichen, die großen drei Makronährstoffe, die es dir ermöglichen werden, deinen Traumkörper zu erreichen. Es muss dir allerdings klar sein, dass dies leider noch nicht alles war, was es zu beachten gilt. Es ist unheimlich wichtig, deine relevante Kalorienmenge richtig zu verteilen und in das optimale Verhältnis zu setzen. Je nach Ziel ändert sich die prozentuale Aufteilung der Makronährstoffe. Da du aber an Muskelmasse zulegen willst, beschäftigen wir uns nun mit der Zusammensetzung für genau dieses Ziel. Um dir ein differenziertes Bild zu zeichnen, bleiben wir bei meinem Beispiel und schlüsseln die Verteilung nach meinem Kalorienziel auf. Es empfiehlt sich, zunächst sein Idealgewicht zu erreichen, falls nicht längst passiert, bedeutet das für überschüssiges Fett eine Kampfansage mit gezieltem Kaloriendefizit. Wie man den BMI berechnet, findest du auf vielen Webseiten. Hast du deinen idealen BMI und Körperfettanteil erreicht, geht es in die nächste Runde. Behalte dein Training fordernd bei und steigere es sukzessive. Du solltest deine Kalorienaufnahme langsam, aber stetig auf maximal 15 % erhöhen. An meinem Beispiel gemessen bedeutet das konkret: Mein täglicher Kalorienbedarf während des Homeoffice (bitte deinen Wert benutzen, siehe PAL-Wert): 1.977,5 Kalorien + 15 % (0,15 x 1977,5) = 1.977,5 Kalorien + 296, 63 Kalorien = 2.274,13 Kalorien Du siehst, an ruhigen Tagen hält sich das Plus an Kalorien in Grenzen, wohingegen du an sehr aktiven Tagen deutlich mehr Nahrung zu dir nehmen musst, um in der Aufbauphase zu bleiben. Mache dir deswegen an Trainingstagen unbedingt Notizen über deine Aktivitäten. Der Plan ist die halbe Miete, denk daran!

Achte auf folgende Verteilung:

Eiweiß (1 g Eiweiß = 4 kcal) (Körpergewicht in Kilogramm) x 2,0 g Also in meinem Fall:

83 kg x 2 ,0 g = 166 Gramm

166 g x 4 kcal/g = **664 kcal Fett** (1g Fett = 9 kcal)

25-30 % der Gesamtkalorienmenge Also:

30 % von 2.274,13 Kalorien = 682,24 Kalorien

682,24 kcal : 9 kcal/g = ca. **76 g Kohlenhydrate** (1 g Kohlenhydrate = 4 kcal)

2.274,13 kcal – 682,24 kcal (Fett) – 664 kcal (Eiweiß) = 927,89 kcal : 4 kcal/g = **231,97 g**

Folgst du dieser Berechnung, die sich aus den Empfehlungen erfolgreicher naturaler Bodybuilder ergibt, wirst auch du sehr schnell Erfolge erzielen können. Auf dieser Basis und mit weiteren Tipps für deine vegane Küche wirst du dir ohne Zweifel deinen Gewinner-Ernährungsplan erstellen können.

Zusätzlich zu diesen eindeutigen Werten, die du nun für dich ermitteln kannst, solltest du darauf achten, etwa 30 bis 50 Gramm Ballaststoffe am Tag zu dir zu nehmen. Deine Verdauung wird es dir danken.

Mikronährstoffe

Mikronährstoffe können das Zünglein an der Waage sein, wie man so schön sagt, manchmal aber auch die Initialzündung für deinen Durchbruch. Deswegen ist es wichtig, zu verstehen, wie du diese am besten zu dir nimmst. Mikronährstoffe sind noch mehr als das, sie sind Dreh- und Angelpunkt deines gesamten Gesundheitszustandes. Denn während du mit den Makronährstoffen hauptsächlich an deiner Optik meißelst, greifen Mikronährstoffe tiefer in deine Biologie ein. Du hältst zwar ein Buch des Musterathleten in den Händen und freust dich auf sinnvolle Tipps rund um das Thema, weißt aber nach diesen ganzen Informationen mehr oder weniger insgeheim, dass ein gesunder Körper profund für deinen Trainingserfolg sein wird. Das bedeutet nicht, dass das eine das andere ausschließt, aber in den meisten Fällen bedingen sich Gesundheit, Vitalität und Optik gegenseitig.

Da du dich mit der Entscheidung, dich vegan zu ernähren und Sport zu treiben, bereits für einen gesunden Lebensstil entschieden hast, werde ich dir auch nur hochwertige Informationen liefern. Wie der Begriff schon vermuten lässt, handelt es sich bei den Mikronährstoffen um wesentlich kleinere Stoffe, die ebenso in kleinerem Ausmaß vom Organismus benötigt werden. Lass dich aber nicht täuschen, sie sind überlebensnotwendig. Mangelerscheinungen können Ursache für viele Zivilisationskrankheiten sein und unentdeckt sogar zum Tode führen. Deswegen solltest du unbedingt auf eine ausreichende Zufuhr der wichtigsten Mikronährstoffe achten. Es gibt unzählige und du solltest dich nachhaltig mit der Thematik beschäftigen. Ich habe mir die Freiheit genommen, die wichtigsten hier für dich aufzulisten und kurz darauf einzugehen. Lerne den Unterschied zwischen gesund und ungesund kennen und nutze dieses Wissen weise. Möglicherweise ein banaler Gedanke, denn was soll schwer daran sein, den Unterschied zu erkennen? Frag dich das einmal ehrlich und du wirst feststellen, dass die uns eingetrichterten Vorstellungen von Gesundheit nicht unbedingt etwas mit der Realität zu tun haben müssen. Gehen wir der Sache auf den Grund. Um es kurz zu machen, denn es gibt eine einfache und kurze Antwort: Nicht verarbeitete, aus biologischem Anbau stammende, vegane Produkte sind gesund. Selbstredend gibt es auch leicht verarbeitete Produkte, die in dieser Hierarchie weiter oben stehen als solche, die sehr stark verarbeitet wurden. Nimm dir einfach folgende Faustregel zu Herzen: Wenn du das Gefühl hast, ein Lebensmittel steckt selbst voller Energie und Leben, dann ist es auch für dich und dein Leben von großer Bedeutung. Zur Veranschaulichung musst du dir im Geiste einen saftigen und reifen Apfel vorstellen und daneben eine Tiefkühlpizza in der Folie. Welches Produkt löst in dir den Wunsch aus, beherzt hineinzubeißen? Solltest du jetzt an die Pizza denken, empfehle ich dir, dieses Buch zweimal zu lesen. Außerdem ist es nicht zuletzt ein perfider Trick der Lebensmittelindustrie, besonders die stark verarbeiteten Lebensmittel mit allerlei Geschmacksverstärkern und zusätzlichem Industriezucker vollzupacken. Viele Kinder wissen den natürlichen Geschmack von Obst und Gemüse nicht mehr zu schätzen. Der Entzug ist aber nur halb so schlimm, wie es sich anhört. Zieh es einfach durch! Du siehst, der Blick auf die Zutatenliste lohnt sich gleich doppelt. Ich persönlich halte den Zusatz von Zucker in Lebensmitteln, wie in einigen

Fertigsalaten, höchst bedenklich und unsinnig.

Natürlich ist auch deine Wahl der Flüssigkeitszufuhr nicht unerheblich für deinen Erfolg. Verzichte weitestgehend auf gesüßte Getränke. Greife stattdessen auf ungesüßte Tees und Wasser zurück. Wenn du ein ähnlicher Kaffee-Junkie bist wie ich, dann trinke ihn schwarz. Solltest du ihn unbedingt süßen wollen, dann bediene dich gesünderer Alternativen, wie Birkenzucker, Stevia oder Kokosblütenzucker. Diese Ersatz-Zucker sind näher an einem gesunden Lifestyle dran. Ein kompletter Verzicht wäre zwar besser, aber manchmal ist es auch wichtig, fünf gerade sein zu lassen. Auch Milchalternativen gibt es mittlerweile wie Sand am Meer. Also Schluss mit den Ausreden und los. Achte außerdem auf einen akkuraten Flüssigkeits-Intake, 2-4 Liter am Tag sollten getrunken werden.

Faustregel:

Pro 20 kg Körpergewicht solltest du etwa 1 Liter Wasser am Tag trinken.

Jetzt ist es an der Zeit, dir in Sachen Kochen auf die Sprünge zu helfen und den versteckten Meisterkoch in dir zu wecken.

Die wichtigsten Mikronährstoffe

Was versteht man denn bitte unter Mikronährstoffen? Grob zusammengefasst kann man sagen, dass es sich bei den Mikronährstoffen um Vitamine, Ballaststoffe, Mineralien und Spurenelemente handelt. Lass dich nicht von der Überschrift täuschen, denn die „wichtigsten" Mikronährstoffe gibt es nicht. Sie sind alle gleichermaßen lebensnotwendig. Ich habe an dieser Stelle ein paar herausgesucht, um dir die Wichtigkeit nahezubringen. Die nötigen Mengen sind hierbei kein Geheimnis mehr und sehr gut erforscht. Bei Vitaminen sind es etwa 110 mg täglich. Je mehr ein Lebensmittel nun dazu beiträgt, dieses Ziel zu erreichen, desto gesünder ist es auch einzustufen. Nehmen wir als Beispiel einmal Vitamin C. Welches Lebensmittel wird wohl am meisten davon aufweisen? 100 g Chips, ein Apfel oder eine Paprika? Wenn du es nicht weißt, dann nutze einfach Dr. Google und taste dich an dieses Verständnis ran. Für dieses Beispiel bekommst du die Lösung von mir. Übe dich in Recherche und nach einer Weile wirst du deine Nahrung intuitiv einzuschätzen wissen.

100 g Chips = 0 mg Apfel = 20 mg

Paprika (gelb) = 140 mg

An diesem Beispiel siehst du schon, dass die Paprika mit Abstand den höchsten Gehalt aufweist und dich so deinem Ziel, deinen Tagesbedarf an Vitamin C zu decken, um den Faktor 7 näherbringt. Die Chips lässt du also besser in der Tüte. Je besser die Wahl deiner täglichen Lebensmittel, desto leistungsfähiger, robuster und gesünder wirst du mit der Zeit auch werden. So einfach ist es tatsächlich! So bist du mit den richtigen Mikronährstoffen versorgt.

Mikronährstoff	Empfehlung	Grundlieferanten
Vitamin A	ca. 1 mg	Obst und Gemüse, Grünes Blattgemüse
Vitamin B1	ca. 1,5 mg	Hülsenfrüchte, Samen, Kerne und Vollkorngetreide
Vitamin B2	ca. 1,4 mg	Grünes Blattgemüse, Pilze, Brokkoli, Vollkorngetreide
Vitamin B3	ca. 16 mg	Hülsenfrüchte, Kohlgemüse, Vollkorngetreide, Pilze, Nüsse
Vitamin B5	ca. 6 mg	Hülsenfrüchte, Vollkorngetreide, Nüsse, Pilze, Beeren
Vitamin B6	ca. 1,5 mg	Vollkorn, Hülsenfrüchte, Brokkoli, Äpfel, Bananen, Nüsse
Vitamin B7	ca. 60 µg	Vollkorngetreide, Hülsenfrüchte und Nüsse, Quinoa
Vitamin B12	ca. 3 µg	Vitamin B12-Präparate
Vitamin C	ca. 110 mg	Zitrusfrüchte, Beeren, Kiwi, Grünes Blattgemüse, Paprika
Vitamin D3	-	Sonnenlicht, kann auch supplementiert werden
Vitamin E	15 mg	Kaltgepresste pflanzliche Öle, Nüsse, Grünes Blattgemüse
Vitamin K	ca. 70 µg	Hülsenfrüchte, Blattgemüse, Gartenkräuter
Chlor	ca. 3200 mg	Salz
Eisen	ca. 12 mg	Hülsenfrüchte, Blattgemüse, Pfifferlinge, Haselnüsse
Jod	ca. 0,2 µg	Vollkorngetreide, Hülsenfrüchte, Kakao
Kalium	ca. 2000 mg	Vollkorn, Kleie, Hülsenfrüchte, Nüsse, Bananen, Kakao
Kupfer	ca. 1,5 mg	Vollkorn, Hülsenfrüchte, Nüsse
Magnesium	ca. 400 mg	Samen und Nüsse, Vollkorn
Mangan	ca. 5 mg	Beeren, Nüsse, Vollkorn, Hülsenfrüchte
Phosphor	ca. 700 mg	Nüsse und Hülsenfrüchte
Zink	ca. 10 µg	Hülsenfrüchte, Vollkorn, Walnüsse, Erdnüsse, Paranüsse
Chrom	ca. 100 mg	Mais, Vollkorn, Bohnen, Beeren, Nüsse
Molybdän	ca. 100 mg	Vollkorn, Hülsenfrüchte, Grünes Kohl- und Blattgemüse
Selen	ca. 80 µg	Paranüsse, Kokosnüsse, Vollkorngetreide

Abb. 27: Schaubild Mikronährstoffe

Du siehst, es ist nicht wirklich schwer, gut mit allen Mikronährstoffen versorgt zu bleiben. Ernähre dich abwechslungsreich und gesund. Sei klug und vor allem kreativ in der Auswahl deiner Lebensmittel.

Koche mit der GGB^2-Formel täglich neue, schnelle, nährstoffreiche und einfache vegane Gerichte

Was macht ein gutes Gericht aus? Mit Sicherheit der Geschmack. Ich gebe dir nun einige Tipps an die Hand, wie du nährstoffreiche, abwechslungsreiche und vor allem aber leckere Gerichte anhand der GGB^2-Formel schnell und unkompliziert zubereiten kannst. Genau genommen haben wir aber keine Gerichte für dich vorbereitet, sondern eine altbewährte Formel für den veganen Lebensstil. Es handelt sich um die Grain, Green and Bean Formel. Das bedeutet im Klartext: Etwas Getreide, etwas Grünzeug und etwas Hülsenfrucht auf den Teller gepackt, ergibt in den unterschiedlichsten Varianten vielseitige und schmackhafte Gerichte. Probiere dich aus, sei kreativ, besuche Foren und werde zum Meisterkoch. Zur Erleichterung erklären wir dir noch genau, was die Formel im Einzelnen bedeutet und was sie so besonders macht. Was du dir sicher schon denken kannst, die Formel beinhaltet immer die angegebenen Komponenten. Um dir ein gutes Bild aufzuzeigen, bekommst du jetzt einige Beispiele:

Grains: Getreidesorten, wie z. B. Pasta aus Dinkel oder Weizen, Quinoa, Reis, Hirse, Bulgur, Couscous, Vollkornmehl usw.

Green: Hier ist ein grünes Gemüse gemeint. Du kannst es aber etwas weiter gefächert betrachten und auch andere Gemüsesorten mit einbeziehen, wie Spinat, Weißkohl, Wirsing, Chinakohl usw.

Bean: Hier kannst du auf das gesamte Arsenal an Hülsenfrüchten zurückgreifen, das dir die Natur bietet. Das können sein: Lupinen, Bohnen, Linsen, Kichererbsen, grüne Erbsen etc. Es können auch andere pflanzliche Fleischalternativen zu dieser Kategorie gezählt werden, wie z. B. Tofu, Tempeh, texturiertes Soja, Jackfruit usw.

Auch wenn es dir jetzt wahrscheinlich unglaubwürdig erscheinen mag, aber diese Formel bietet so viele Variationsmöglichkeiten, dass du vom heutigen Tage an jeden Tag ein anderes Gericht kochen könntest, für die nächsten hundert Jahre. Sie dich dazu in diversen Foren um und mach einen Kochkurs mit deiner Freundin oder deinem Freund. Du wirst sicherlich Spaß daran entwickeln, neue Geschmackserlebnisse zu entdecken.

Der unglaubliche Einfluss eines Ernährungsplans auf dein Training inklusive Vorlage

Da du dich nun beinahe als Experte der veganen Ernährungsweise schimpfen darfst, ist es an der Zeit, die Grundlagen für den Ernährungsplan zu legen. Schließlich sollst du das Gelernte auch praxisnah anwenden können. Wie alles in diesem Buch ist auch dieser Vorschlag als Leitfaden zu verstehen, an dem du dich entlanghangeln kannst, bis du dazu in der Lage sein wirst, einen für dich optimalen Plan zu erstellen. Häufig passiert es veganen Sportlern und Athleten, dass sie sich auf große Hauptmahlzeiten fokussieren und kleine Snacks dabei eher außer Acht lassen. Wie du bereits weißt, musst du im Kalorienüberschuss sein, um erfolgreich zuzulegen. Deswegen sind Snacks und Zwischenmahlzeiten unverzichtbar. Du wirst es nicht schaffen, die überschüssigen Kalorien auf die drei Hauptmahlzeiten zu verteilen. Es macht Sinn, eine Kleinigkeit direkt vor und auch nach dem Training zu essen. Die Betonung liegt auf „Kleinigkeit", du willst deinen glykämischen Index nicht unnötig in die Höhe treiben und die Kapazitäten, die sonst für Verdauung und Verstoffwechselung drauf gehen würden, lieber in dein Training einfließen lassen. Diese klitzekleine Kleinigkeit wird dir vor dem Training noch einmal Schub verleihen und direkt danach den Speicher auffüllen, ohne dabei von deinen Kräften zu zehren. Diese Snacks vor und nach dem Training sollten am besten eine gesunde Mischung aus Proteinen und guten Kohlenhydraten darstellen.

Vor dem Training kannst du zum Beispiel Bananen, Äpfel oder auch Datteln zu dir nehmen. Nach dem Training würde ich persönlich auf Karotten oder Hummus zurückgreifen. Auch ein veganer Eiweißshake kommt in Frage, um die Superkompensation voll auszuschöpfen. Behalte während der Umsetzung deine Körpermaße und deine Körperzusammensetzung im Auge. Am besten legst du ein Vorher-Nachher Tagebuch an und integrierst dieses in deinen Trainingsplan. Es ist viel effektiver, ein Ernährungstagebuch zu führen, als mit Wischi-Waschi-Methoden nur die Hälfte zu erreichen. Besorge dir ein handelsübliches Maßband und eine Körperanalysewaage. Eine solche Waage wird dir nicht nur den Körperfettanteil anzeigen, sondern auch Muskelmassen, Knochenanteil und Wasser. Schreib alles auf und richte deine Ernährung nach deinen Zielen aus. Mach dir die Mühe und notiere dir, zumindest für eine geraume Zeit, exakt, was du zu welcher Uhrzeit isst und trinkst. Du etablierst eine neue Gewohnheit und wirst es nach einer Weile nicht mehr als Anstrengung empfinden. Ein weiterer positiver Aspekt des Ernährungstagebuchs ist dein geschärftes Bewusstsein für Lebensmittel und Essverhalten. Dies ermöglicht dir die absolute Kontrolle über deinen gesunden Lifestyle und wird dir mehr Wertschätzung gegenüber deiner Nahrung bringen. Tu dir selbst einen Gefallen und sei ehrlich zu dir selbst, hör auf, zu schummeln, und schreib wirklich alles auf, auch deine Ausreißer und Heißhungerattacken. Du wirst sie nach einer Weile kontrollieren können und den Punkt erreichen, an dem du diese nicht mehr benötigst.

Der Aufwand, ein Ernährungstagebuch zu führen, wird erheblich geringer, wenn du dir einen Ernährungsplan schreibst. Deswegen, vegane Butter bei die Fische und los! Die Grundlagen der veg Ernährung hast du bereits in der „Vegan Bibel" gelesen oder, falls noch nicht passiert, auch in

Auszug hier erfahren. Du bist also quasi jetzt schon in der Lage, leckere und abwechslungsreiche Gerichte zu kochen, die dich mit allem versorgen, was du brauchst. Hältst du dich an die Tipps und Tricks in diesem Buch, musst du dir auch keine Sorgen um die Versorgung mit allen Mikronährstoffen machen. Du solltest lediglich darüber nachdenken, Vitamin B12 und in den Wintermonaten Vitamin D3 zu supplementieren. Zwar weiß man mittlerweile, dass Vitamin B12 in einigen Knollen- und Wurzelgemüsen vorkommen kann, wenn diese in Symbiose mit Knöllchenbakterien leben, die ebendieses produzieren. Sauerkraut kann im Zuge des normalen Gärungsprozesses Spuren von Vitamin B12 enthalten und ebenso Shiitake-Pilze oder bestimmte Meeresalgen, wie die Braunalge, sind pflanzliche Vitamin B12-Lieferanten. Da aber gerade pflanzliche Quellen starken Schwankungen unterliegen, empfiehlt es sich, zu supplementieren. Auch für die Vitamin D-Aufnahme hat die Natur einiges zu bieten. Mit etwas mehr Erfahrung wird dir schnell klar werden, dass du nicht nur Salat und Gemüse auf deinen Speiseplan schreiben kannst, sondern auch exotisch anmutende Wildkräuter, die beinahe überall in freier Wildbahn wachsen. Viele von ihnen enthalten Vitamin D. Insbesondere Sprossen und Löwenzahn sind hier zu nennen, aber auch in Steinpilz und Shiitake-Pilzen kann man es finden. In den Wintermonaten solltest du es mit hochwertigen Präparaten ergänzen. Auch eine ausreichende Flüssigkeitszufuhr mit kalorienarmen Getränken sollte bei der veganen Ernährung selbstverständlich sein und auch in deinem Ernährungsplan nicht vernachlässigt werden. Als Orientierung kann dir die Ernährungspyramide dienen.

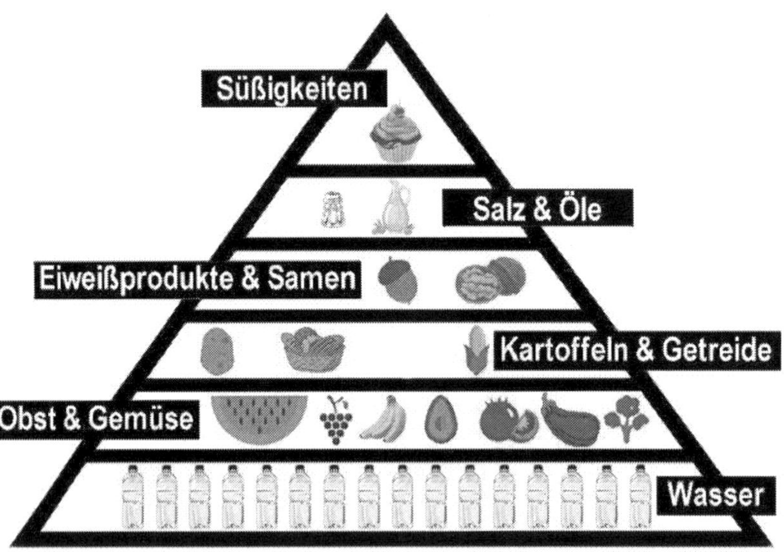

Abb. 28: vegane Ernährungspyramide[39]

Wie das Schaubild zeigt, stellt die Pyramide von unten nach oben die Relevanz der jeweiligen Lebensmittel
Dazu gehören Wasser, Obst, Gemüse und Vollkornprodukte. Trinke mindestens 2 Liter und esse am
nen Gemüse, sprich 400 Gramm, und 2 Portionen Obst, also 300 Gramm, am Tag, um
n und Vitaminen versorgt zu sein. Ergänze diese Portionen immer mit einer

sen.de,Ernährung,vegane-Ernährung

Handvoll Wildkräutern und erlebe die erstaunlichen Auswirkungen. Von Vollkornprodukten oder Kartoffeln kannst du ebenfalls bis zu 3 Portionen am Tag konsumieren. Darüber stehen dann Hülsenfrüchte, von welchen du min. 1 Portion am Tag essen solltest. Mit zwei Portionen Nüsse und Samen vom etwa 30 bis 60 Gramm über den Tag verteilt liegst du goldrichtig. Gefolgt von Proteinquellen, wie z. B. Sojaprodukte, von welchen du am Tag ca. 150 Gramm in 1-2 Portionen essen solltest. Von den darüber liegenden pflanzlichen Fetten und Ölen solltest du eine geringere Menge, nämlich nur insgesamt 2-4 Esslöffel pro Tag, zu dir nehmen. Die Spitze des veganen Eisberges machen Genussmittel, wie Schokolade, Snacks und auch Alkohol aus, die keinen nennenswerten Nährwert für deinen Körper und deine Gesundheit haben. Im Gegenteil, zu viel davon und dein Körper wird kaputt gehen. Du kennst sicher den Ausspruch, die Dosis macht das Gift. Ich habe es bereits erwähnt und ich sage es noch einmal, solltest du diese Genussmittel in irgendeiner Form als „Seelenessen" ansehen und nicht komplett darauf verzichten können, solltest du dir gezielte Tage erlauben, an denen du diese wirklich genießt.
Die oben genannten Empfehlungen zur Verzehrmenge ergeben dann zwischen 2.000 und 3.000 Kalorien pro Tag. Also in deinem Zielgebiet des Kalorienüberschusses. Vergiss nicht, dass dein Bedarf stark von der täglichen Aktivität außerhalb des Trainings abhängt. Die Hauptflüssigkeit, die du zu dir nehmen solltest, ist Wasser! Achte darauf, dass dein Wasser mineralisiert ist und auch Spurenelemente enthält, um dich vor einem Mangel zu bewahren. Wenn du dich für die genauen Funktionen der Makro- und Mikronährstoffe interessierst, empfiehlt es sich, die „Vegan Bibel" zu lesen. Hier ist alles Wissenswerte dazu aufgeführt. Um sicherzustellen, dass du mit allen essentiellen Nährstoffen versorgt bist, empfehle ich dir, in regelmäßigen Abständen deinen Hausarzt aufzusuchen und einen Bluttest zu veranlassen, um möglichen Mangelerscheinungen zuvorzukommen.

Mit all dem Wissen und den Tipps aus diesem Buch und der Bibel kannst du nichts falsch machen und wirst sehr bald erstaunliche Resultate erzielen. Sei bereit, aus deiner Komfortzone herauszutreten und den neuen veganen Lebensstil voll auszuschöpfen! Es wird sich lohnen und du wirst die beste Version deiner Selbst kennen und lieben lernen! Solltest du dennoch Zweifel daran haben, dass du dazu in der Lage bist, dich sofort selbstständig an die Erstellung heranzuwagen, kann ich dich beruhigen. Selbstverständlich haben wir dir da mal eben etwas vorbereitet, an dem du dich gerade am Anfang orientieren kannst. Der Plan dient lediglich als Inspiration und Mutmacher. Es ist deine Kreativität gefragt. Denn wenn du bereit bist, die Verantwortung für dich und dein Leben zu übernehmen, kannst du letzten Endes auch andere dazu inspirieren, es dir gleichzutun. Der Plan zeigt dir auf, wie vielseitig die vegane Ernährung sein kann und mit welcher Lust man sein Leben verändern kann. Der Plan gibt dir eine Tagesübersicht über eine Woche und soll dich inspirieren, wie dein persönlicher Plan später aussehen kann. Lass uns nicht länger fackeln und dir das Wasser im Munde zusammentreiben. Viel Spaß! Für ein greifbares Exempel bleiben wir bei meiner Kalorienaufnahme und dem Tagesablauf im Homeoffice. Gemessen an meinem täglichen Bedarf und dem Beispieltrainingsplan kann ich in 9 Wochen etwa 2,2 kg Muskelmasse zunehmen. Beachte bitte, dass dieses Ergebnis aus persönlicher Erfahrung, wissenschaftlichen Erkenntnissen und optimaler Umsetzung der Pläne ermittelt wurde und nicht als Musterwert gilt. Passe dieses bitte nach den Ermittlungen für dich an!

50 einfache und schnelle Fitness Rezepte für deinen perfekten Ernährungsplan

Ich habe dir hier meine kleine aber feine Rezeptauswahl zusammengestellt. Diese Rezepte sind einfach und lecker in der Zubereitung und lassen sich prima abwandeln, falls du mal eine Zutat nicht zur Hand haben solltest. Die Rezeptsammlung ist erst nach Hauptmahlzeiten geordnet, es folgen Frühstücksrezepte, eine Auswahl an Shake Zubereitungen und zum Schluss ein paar leckere, kleine Snacks für Zwischendurch.

Jetzt fragst du dich wahrscheinlich, wo denn die Essensbilder geblieben sind, welche dir sonst beim Anblick immer das Wasser im Mund zerlaufen lassen.

Wie du wahrscheinlich schon weißt, ist Team Vegan ein nachhaltiges und grünes Unternehmen, welches versucht ihren Fußabdruck so gering wie möglich zu halten, um dabei der Umwelt nicht zu schaden. Farbiger Druck belastet die Umwelt, es werden mehr Seiten als nötig bedruckt und heute im Digitalen Zeitalter ist das Scannen eines QR Codes wirklich keine Herausforderung mehr. Aus diesem Grund sind die Rezeptbilder nicht direkt hier im Buch abgedruckt.

Doch keine Angst, zum Abruf der Online Rezepte kannst du einfach den QR-Code neben der Rezept Überschrift einscannen. Rufe danach die Website auf und schon gelangst du zum jeweiligen exklusiven Rezept für deinen perfekten Ernährungsplan

Lass es dir schmecken und gebe deiner Kreativität beim Erstellen deines Ernährung Planes freien Lauf. Ich wünsche dir ganz viel Spaß beim Nachkochen dieser Rezepte!

GEMÜSE RISOTTO

FÜR 2 PERSONEN

ZUTATEN

1 kleine Zwiebel

2 EL Olivenöl

350 g Champignons

200g Risottoreis (Rundkornreis)

600-700 ml Gemüsebrühe

200 g Brokkoli

3 EL Hefeflocken

200g Räuchertofu

1 EL Margarine

Salz, Pfeffer

ZUBEREITUNG

1. Die Zwiebel fein würfeln & mit etwas Olivenöl in einem Topf glasig braten

2. Die Pilze in Scheiben schneiden, in den Topf geben und für weitere 5 Minuten scharf anbraten. Anschließend den Risottoreis dazugeben, eine Minute anbraten und mit Gemüsebrühe ablöschen. Die Brühe kurz verdampfen lassen und nun die Hitze auf mittlere Stufe stellen.

3. Nach und nach eine Kelle Gemüsebrühe in den Topf geben und unter ständigem Rühren die Flüssigkeit aufsaugen lassen. So die komplette Brühe aufbrauchen.

4. In der Zwischenzeit den Brokkoli in kleine Röschen brechen. Nach etwa 15 Minuten zum Risotto geben.

5. Nach etwa 20-22 Minuten die Konsistenz vom Reis testen, ggf. noch mehr Brühe dazugeben und einköcheln lassen. Dabei oft umrühren.

6. Den Tofu in kleine Würfel schneiden und in einer separaten Pfanne mit etwas Öl knusprig braten.

7. Anschließend den Topf mit dem Risotto vom Herd nehmen und die Hefeflocken sowie Margarine unterrühren.

8. Das Risotto mit Salz sowie Pfeffer abschmecken, mit Hefeflocken und dem knusprig gebratenen Räuchertofu servieren.

ORIENT BOWL

FÜR 2 PERSONEN

ZUTATEN

Falafel:

250 g Kichererbsen

1/2 Zwiebel

3 EL Mehl z.B. Kichererbsenmehl

1 Bund frische Petersilie

1TL Currypulver

½ Kreuzkümmel

1/2 TL Salz und Pfeffe

3 EL Öl zum Backen

Couscous Salat:

125g Couscous

250g kochendes Wasser

1 Paprika

½ Gurke

2 Tomaten

2 Frühlingszwiebeln

3 EL Olivenöl

1 EL Essig

½ Zitrone

1 EL Agavendicksaft

Minzdip:

Halbes Bund frische Minze

200g Sojajoghurt

Saft von ½ Zitrone

ZUBEREITUNG

Falafel:

1. Kichererbsen, Zwiebel, Mehl, Petersilie, Currypulver, Kreuzkümmel, Salz und Pfeffer in die Küchenmaschine geben.

2. Alle Zutaten zu einer stückigen Masse pürieren, nicht zu lange pürieren. Es sollte kein Brei entstehen.

3. Von der Falafel Masse kleine Portionen abnehmen und mit den Händen zu Kugeln formen.

4. Öl in einer beschichteten Pfanne erhitzen. Falafel von jeder Seite für ca. 5 Minuten knusprig anbraten.

Couscous Salat:

1. Den Couscous mit 1 EL Gemüsebrühe Pulver vermengen und mit dem kochenden Wasser aufgießen.

2. Das Gemüse fein würfeln und die Zwiebeln in Ringe schneiden.

3. Für das Dressing Olivenöl, Essig, Zitronensaft, Agavendicksaft, Salz und Pfeffer in einer großen Schüssel vermengen.

4. Nun den Couscous und das Gemüse zum Dressing geben, gut vermischen und 15 Minuten ziehen lassen.

Minzdip:

1. Die Minze hacken und alle Zutaten in einer kleinen Schüssel vermengen, mit Salz und Pfeffer würzen.

BLACK BEAN BURGER

FÜR 4 BURGER

ZUTATEN

4 vegane Burger Brötchen

4 Salatblätter

1 Tomate

4 Scheiben veganer Käse

Essiggurken, Zwiebeln

Burger Soße:

75 g Cashewnüsse

60 ml Wasser

1,5 EL Tomatenmark

60 ml Saft der eingelegten Gurken aus dem Glas

1 große eingelegte Gurke

1-2 EL Tahin

½ TL Senf

1 Knoblauchzehe

½ -1 TL Zwiebelpulver

Pfeffer, Salz

Black Bean Pattys:

1 Dose schwarze Bohnen

1 Knoblauchzehe

1 Zwiebel

1 EL Tomatenmark

1 TL Sojasauce

2 EL Senf

4 EL Haferflocken

Salz, Pfeffer, Öl

ZUBEREITUNG

Burger Soße:

1. Die Cashews für 10 Minuten in heißem Wasser einweichen oder über Nacht in kaltem Wasser. Dann alle Zutaten in den Mixer geben und alles cremig mixen. Die Sauce mit Salz und Pfeffer abschmecken.

Black Bean Pattys:

1. Die Bohnen in einem Sieb abgießen und abspülen. Anschließend die Bohnen mit einem Küchentuch ausgiebig trocken tupfen.

2. Die Bohnen in eine Schüssel geben und mit einer Gabel zu Brei zerdrücken.

3. Zwiebel und Knoblauch schälen, fein würfeln und zu den Bohnen geben

4. Alle restlichen Zutaten dazugeben und mit ausreichend Salz und Pfeffer würzen

5. Die Masse mit den Händen kneten und vier Burger Pattys daraus formen

6. Die Pattys in einer Pfanne mit ausreichend Öl von beiden Seiten knusprig braun braten und je eine Käsescheibe auf ein Patty legen. Nun den Deckel auf die Pfanne geben und 2-3 Minuten warten bis der Käse geschmolzen ist.

7. Das Gemüse waschen und in Scheiben schneiden und die Burger Brötchen halbieren

8. Nun den Burger nach Belieben schichten und genießen!

COUSCOUS PFANNE MIT JOGHURT-MINZ-DIP

FÜR 4 PERSONEN

ZUTATEN

150 Gramm Couscous

350 ml Gemüsebrühe

Zwei kleine Zwiebel

1Knoblauchzehe

1 rote Paprika

125 g Champignons

150 g grüne Bohnen

1 Dose Kichererbsen

1 EL Tomatenmark

1 TL Agavendicksaft

Paprikapulver, 1 TL Ras el-Hanout, Prise Kreuzkümmel und Chiliflocken

Salz, Pfeffer

Eine Hand voll frisch gehackte Petersilie

Ein halbes Bund frische Minze

4 EL Sojajoghurt

3-4 EL frischer Zitronensaft

ZUBEREITUNG

1. Den Couscous in einen Topf geben und mit 350ml heißer Gemüsebrühe aufgießen und kurz umrühren. Den Topf mit einem Deckel verschließen und den Couscous quellen lassen, nicht kochen.

2. Zwiebeln und Knoblauch in feine Würfel schneiden. Die Bohnen waschen und an den Enden Abschneiden und halbieren. Die Paprika in kleine Würfel und die Champignons in Scheiben schneiden.

3. Die Kichererbsen in einem Sieb waschen.

4. 4 EL Olivenöl in einer Pfanne erhitzen und die Bohnen darin 3 Minuten scharf anbraten. Anschließend Paprika, Zwiebel- und Knoblauchwürfel hinzugeben. Die Hitze reduzieren und alles weitere 3 Minuten anbraten.

5. Die Champignons hinzugeben und weiter braten. Nun das Gemüse mit dem Agavendicksaft karamellisieren lassen

6. Nun den Couscous untergeben und mit Tomatenmark und den Gewürzen abschmecken und alles zusammen nochmals für 3 Minuten anbraten

7. Zum Schluss die Kichererbsen zugeben und eventuell nochmal nachwürzen

8. Für den Minz-Joghurt die Minze klein hacken und mit Sojajoghurt, Zitronensaft, Salz und Pfeffer vermengen

KICHERERBSEN SALAT

FÜR 2 PERSONEN

ZUTATEN

1 Dose Kichererbsen

1 Paprika

1 Gurke

½ Zwiebel

Handvoll Cherry Tomaten

½ Bund Petersilie

Saft von einer Zitrone

1 EL Tahin

1 EL Agavendicksaft

2 EL Olivenöl

1 TL Senf

Salz, Pfeffer

ZUBEREITUNG

1. Die Kichererbsen in einen Sieb geben und mit kaltem Wasser abspülen, danach abtropfen lassen

2. Das Gemüse in Würfel schneiden und die Petersilie hacken

3. Für das Dressing Zitronensaft, Tahin, Agavendicksaft, Olivenöl, Senf, Salz und Pfeffer mischen

4. Alle Zutaten in einer großen Schüssel vermengen und genießen!

SCHARFE BOHNEN MIT GEMÜSE

FÜR 2 PERSONEN

ZUTATEN

150 g Karotten

1 rote Zwiebel

2 Knoblauchzehen

1 rote Paprikaschote

½ Zucchini

80g Tomatenmark

½ TL Chilipulver

172 TL Kurkuma

30g Agavendicksaft

400g weiße Bohnen

1 Bund Basilikum

Salz, Pfeffer

ZUBEREITUNG

1. Karotten, Zwiebeln, Paprika und Zucchini in Würfel schneiden

2. Die Knoblauchzehen auch schälen und durch eine Knoblauchpresse drücken. Die Bohnen in einem Sieb waschen und abtropfen lassen.

3. Öl in einer Pfanne erhitzen und die Zwiebeln darin auf mittlerer Hitze unter rühren 2 Minuten anbraten.

4. Das Gemüse dazugeben und weitere 4 Minuten unter gelegentlichem Rühren braten.

5. Tomatenmark mit Chilipulver, Kurkuma, Agavendicksaft und 70ml Wasser in einer kleinen Schüssel anrühren und zusammen mit den Bohnen in die Pfanne geben, einmal aufkochen lassen. Dann mit Salz und Pfeffer würzen

6. Das Basilikum waschen, grob hacken und den größten Teil in die Pfanne geben, den Rest zum Garnieren aufbewahren.

LINSEN BOLOGNESE

FÜR 2 PERSONEN

ZUTATEN

250g Vollkornnudeln

1 große Zwiebel

200g Karotten

200g Sellerie

2 Knoblauchzehe

150g rote Linsen

400g passierte Tomaten

75g Tomatenmark

4 EL Olivenöl

2 TL italienische Kräuter

2 Lorbeerblätter

2 EL Gemüsebrühe

2 EL Sojasauce

1 EL Agavendicksaft

Salz, Pfeffer, Chiliflocken

ZUBEREITUNG

1. Zwiebeln, Knoblauch, Karotten und Sellerie sehr fein würfeln

2. Das Olivenöl in einem Topf erhitzen und die Zwiebeln und den Knoblauch 2 Minuten andünsten

3. Das Tomatenmark hinzugehen und eine Minute mit anbraten.

4. Die Karotten- und Sellerieraspeln zufügen und 5 Minuten anbraten. Anschließend das ganze mit 100ml Wasser ablöschen

5. Füge nun die passieren Tomaten, 250ml Wasser, Linsen, Agavendicksaft und die Lorbeerblätter hinzu und bringe alles zum Kochen.

6. Lasse die Sauce mit geschlossenem Deckel 25 Minuten bei kleiner Hitze unter gelegentlichem Rühren 25 Minuten köcheln.

7. Füge dann die Kräuter zur Sauce hinzu und lasse alles nochmal 5 Minuten köcheln.

8. Würze zum Schluss die Sauce mit Gemüsebrühe, Sojasauce, Salz und Pfeffer

9. Binge in einem großen Topf reichlich Salzwasser zum Kochen und koche darin die Nudeln al dente und lasse sie in einem Sieb abtropfen

10. Gebe nun die Nudeln in einen Pasta Teller und serviere sie mit der Linsen Bolognese. Du kannst nach Belieben die Pasta mit frischem Basilikum und veganem Parmesan oder Hefeflocken genießen.

ASIA NUDEL PFANNE

FÜR 4 PERSONEN

ZUTATEN

150g Reisnudeln

160g Kokosmilch aus der Dose

120g Gemüsebrühe

1 Tasse grobe Soja Schnetzel

3 EL Erdnussmus

1 Karotte

1 Paprika

½ Zucchini

1 Zwiebel

2 Knoblauchzehen

½ EL frischer Ingwer

2 EL Sojasauce

2 TL Currypulver

½ TL Paprikapulver

Salz, Pfeffer, Erdnüsse

Frische Kräuter

ZUBEREITUNG

1. Die Reisnudeln in Salzwasser nach Packungsanleitung kochen.

2. Sojageschnetzeltes in einer Schüssel mit 250 ml heißem Wasser einweichen und 7-10 Minuten quellen lassen.

3. Karotten, Paprika, Zucchini, Zwiebel, Ingwer und Knoblauch in kleine Würfel schneiden

4. Etwas Öl in einer Pfanne erhitzen und die Zwiebel, Ingwer und den Knoblauch hinzufügen und bei mittlerer Hitze 4-5 Minuten anbraten

5. Nun das Gemüse, die Sojasauce und 80ml Kokosmilch in die Pfanne gebe und etwa 5 Minuten bei mittlerer Hitze mit geschlossenen Deckeln köcheln lassen.

6. Anschließend Soja Schnetzel, restliche Kokosmilch, Erdnussbutter, Currypulver, Paprikapulver, Salz und Pfeffer hinzugeben. Alles weitere 5 Minuten einköcheln lassen.

7. Zum Schluss die Nudeln hinzufügen, umrühren und die gehackten Kräuter und die Erdnüsse hinzufügen. Mit gehackten Kräutern und Erdnüssen genießen.

CHILI SIN CARNE MIT AVOCADO DIP UND REIS

FÜR 2 PERSONEN

ZUTATEN

50g Reis

180g Kidneybohnen

120g Mais

200g Tofu Natur

40 ml Olivenöl

2 Zwiebeln

1 Knoblauchzehe

200 g Tomatenmark

330 g passierte Tomaten

½ TL Chilipulver oder frische Chili kleingeschnitten

Salz, Pfeffer

Avocado Dip:

2 Avocado

250g Sojajoghurt

Saft von ½ Zitrone

Salz und Pfeffer

ZUBEREITUNG

1. Den Reis nach Packungsanweisung kochen.

2. Den Tofu mit Küchenpapier gut trocken tupfen und mit einer Gabel zerbröseln bröseln.

3. Kidneybohnen und Mais in einem Sieb abspülen und abtropfen lassen.

4. Die Zwiebeln und die Knoblauchzehe klein würfen.

5. Olivenöl in einer Pfanne erhitzen und den Tofu darin ca. 5 Minuten anbraten.

6. Die Zwiebeln und den Knoblauch dazugeben und weitere 5 Minuten braten.

7. Das Tomatenmark hinzufügen und anschließend die passierten Tomaten, Kidneybohnen, Mais, Chilipulver, Pfeffer und Salz dazugeben und weitere 2 Minuten kochen lassen

8. Für den Avocado Dip, die Avocado halbieren und den Stein entfernen. Die Avocado mit den restlichen Zutaten in einem Mixer cremig mixen.

9. Das Chili in Schalen füllen, ein Kleks Avocado Dip darauf geben und mit Reis servieren.

SUSHI BOWL MIT WÜRZIGER ERDNUSS SAUCE

FÜR 2 PERSONEN

ZUTATEN

Bowl:

200g Reis

200g Räuchertofu

1 Avocado

2 Karotten

1 Paprika

1/2 Gurke

1 Frühlingszwiebel

Sesam und Koriander

Erdnuss-Sauce:

1 Knoblauchzehe

1 kleines Stück Chili

1 Daumen großes Stück Ingwer

2 EL Sojasauce

2 EL Agavendicksaft

Saft von 1 Zitrone

85 G Erdnussbutter

40g Wasser

ZUBEREITUNG

1. Den Reis nach Packungsanweisung kochen.

2. Den Tofu würfeln und in 1 EL Sojasauce und 1,5 EL Öl für 10 Minuten marinieren.

3. Den Tofu in einer Pfanne mit etwas Öl bei mittlerer Hitze knusprig braten.

4. Währenddessen Avocado, Karotten und Gurke in feine Streifen schneiden. Die Frühlingszwiebel in feine Ringe schneiden.

5. Für die Erdnuss Sauce alle Zutaten in einen Mixer geben und cremig mixen. Je nach gewünschter Konsistenz kann noch mehr Wasser hinzugefügt werden.

6. Den Reis auf 2 Bowls aufteilen und mit dem Gemüse, Tofu, Erdnuss Sauce, Sesam und Koriander toppen.

OFENGEMÜSE MIT CURRY HUMMUS &FLADENBROT

FÜR 2 PERSONEN

ZUTATEN

Ofengemüse:

3 Kartoffeln

2 rote Beete Knollen

1/4 Hokkaidokürbis

2 Karotten

3 EL Olivenöl

1 TL Paprikapulver

Rosmarin

1 Fladenbrot

Curry Hummus:

1 Dose gekochte Kichererbsen (400g)

1 Knoblauchzehe

2 EL Tahin

Saft ½ Zitrone

2 EL Olivenöl

60g Wasser

½ TL Paprikapulver

1 TL Currypulver

½ TL Salz, Pfeffer

ZUBEREITUNG

1. Den Backofen auf 200°C vorheizen.

2. Das Gemüse waschen und in mundgerechte, aber große Stücke schneiden, den Kürbis in Scheiben schneiden, den Rosmarin hacken und alles zusammen mit dem Öl und den Gewürzen in einer Schüssel vermengen.

3. Das Gemüse auf zwei Backbleche verteilen und im Ofen ca. 30-40 Minuten backen, bis es Farbe bekommt.

4. Währenddessen das Hummus zubereiten. Dafür die Kichererbsen in ein Sieb geben, waschen und abtropfen lassen.

5. Alle Zutaten für das Hummus im Mixer oder mit dem Pürierstab zu einer cremigen Masse pürieren, evtl. noch etwas Wasser oder Zitronensaft hinzufügen

6. Das Ofengemüse aus dem Ofen nehmen, mit Hummus und Fladenbrot servieren und genießen!

LINSENEINTOPF

FÜR 2 PERSONEN

ZUTATEN

250g roten Linsen

2 kleine Zwiebeln

4 Karotten

6 Kartoffeln

3 EL Tomatenmark

1 l Wasser

oder Gemüsebrühe

2 EL Essig

4 Scheiben Vollkornbrot

Salz, Pfeffer

frische Petersilie

ZUBEREITUNG

1. Die Linsen waschen und abtropfen lassen.

2. Karotten und Kartoffeln schälen und grob würfen, die Zwiebeln in feine Würfel schneiden. Öl in einem Topf erhitzen, die Zwiebeln mit dem Tomatenmark bei mittlerer Hitze 1-2 Minuten anbraten.

3. Kartoffeln und Karotten dazugeben und weitere 4-5 Minuten unter Rühren anbraten.

4. Mit dem Wasser ablöschen, eventuell noch etwas Wasser dazugeben, bis das Gemüse fast ganz bedeckt ist, 20 Minuten köcheln lassen.

5. Die Linsen dazugeben und nochmal ca. 10 Minuten kochen lassen, bis alles gar ist.

6. Mit Essig, Salz, Pfeffer und gehackter Petersilie abschmecken und mit dem Vollkornbrot genießen!

BOHNEN BURRITOS

FÜR 4 WRAPS

ZUTATEN

4 Tortilla Wraps

80g Reis

250g Kidneybohnen

½ TL gemahlener Kreuzkümmel

½ TL Paprikapulver

1TL Agavendicksaft

1 Zwiebel

Salz, Pfeffer

1 Romana Salatherz

½ Gurke

1 Paprikaschote

2 Avocados

1 Knoblauchzehe

½ Zitrone

Frische Petersilie

ZUBEREITUNG

1. Den Reis nach Packungsanweisung kochen.

2. Die Zwiebel schälen und fein würfeln. Die Kidneybohnen waschen und abtropfen lassen.

3. Etwas Öl in einer Pfanne erhitzen und die Zwiebel darin für 3 Minuten anbraten. Paprikapulver, Kreuzkümmel und Agavendicksaft dazugeben und eine weiter Minuten braten. Danach die Bohnen dazugeben und mit Salz und Pfeffer würzen.

4. Das Gemüse waschen und die Paprika und die Gurke in Würfel schneiden

5. Die Avocados entkernen, in eine Schüssel geben und mit der Gabel zerdrücken. Die Knoblauchzehe pressen und den Saft einer halben Zitrone zur Avocado geben. Nun die Guacamole mit Salz und Pfeffer würfen und alles gut vermengen.

6. Die Wraps kurz in eine Pfanne, ohne Öl geben und kurz erwärmen.

7. Nun die Wraps mit der Guacamole bestreichen, Salat, Gurke, Paprika, Bohnen, Reis und frische gehackte Petersilie darauf geben, einrollen und genießen.

8. Zum Mitnehmen die Wraps in Butterbrotpapier einrollen.

GEMÜSE CURRY
FÜR 2 PERSONEN

ZUTATEN

150 g Reis

2 Möhren

1 Paprika

100 g Zuckerschoten

1 rote Chili

2 EL Öl

1 Zwiebel

1 Knoblauchzehe

2 EL Sojasauce

1 Stück Ingwer

1 TL Currypulver

1 Dose (250ml) Kokosmilch

ZUBEREITUNG

1. Den Reis nach Packungsanweisung kochen.
2. Möhren, Paprika, Zuckerschoten und die Chilischote waschen und alles in dünne Streifen schneiden.
3. Zwiebel, Knoblauch und Ingwer in kleine Würfel schneiden.
4. Das Öl in einer Pfanne erhitzen, die Zwiebel, Knoblauch und den Ingwer dazugeben und kurz anbraten.
5. Das Gemüse zugeben und bei starker Hitze 3 Minuten anbraten, dann die Sojasauce und die Kokosmilch dazugeben und 5 Minuten weiterköcheln lassen bei mittlerer Hitze.
6. Das Curry mit Currypulver, Salz und Pfeffer abschmecken.
7. Den Reis mit dem Curry auf einem Teller servieren und genießen!

KAROTTEN-KOKOS SUPPE MIT CROUTONS
FÜR 2 PERSONEN

ZUTATEN

400 g Karotten

2 Kartoffeln

1 Stück Ingwer

1 Zwiebel

1 Knoblauchzehe

2 EL Öl

1 TL Currypulver

400 ml Kokosmilch

500 ml Gemüsebrühe

Salz

Pfeffer

Muskatnuss

Für die Croutons:

Brot vom Vortag

Salz, Öl

ZUBEREITUNG

1. Zwiebel, Knoblauch und Ingwer in kleine Würfel schneiden.
2. Die Karotten und die Kartoffeln schälen und in Würfel schneiden.
3. Das Öl in einem Topf erhitzen und die Zwiebeln, Knoblauch und Ingwer darin anbraten
4. Karotten, Kartoffeln und das Currypulver zugeben und 5 Minuten anbraten.
5. Das Gemüse mit Kokosmilch und Brühe ablöschen und ca. 25 Minuten köcheln lassen, anschließend die Suppe pürieren und mit Salz, Pfeffer und Muskatnuss abschmecken
6. Für die Croutons Brot vom Vortag in Würfel schneiden und mit Öl in einer Pfanne goldbraun rösten.
7. Die Suppe in Tellern servieren, mit Croutons bestreuen und genießen!

CARSAR SALAD

FÜR 2 PERSONEN

ZUTATEN

3 Romana Salatherzen

Dressing:

2 EL Tahin (Sesammus)

1 EL Grobkörniger Senf

2 EL Zitronensaft, frisch gepresst

1 Knoblauchzehe, zerdrückt

1/2 TL Salz

Pfeffer

1/2 EL Agavendicksaft

4 EL Olivenöl

4 EL Wasser

Beilagen:

60g Räuchertofu

2 Scheiben Brot

ZUBEREITUNG

1. Für das Dressing den Knoblauch klein würfeln und alle restlichen Dressing-Zutaten in einer Schüssel vermischen.

2. Das Brot in kleine Würfel schneiden und in einer Pfanne mit Olivenöl rösten und mit Salz und Kräutern würzen.

3. Den Räuchertofu in Würfel schneiden und in Öl 4 Minuten kross anbraten, mit Salz und Pfeffer würzen.

4. Den Salat waschen und in Streifen schneiden.

5. Nun den Salat mit dem Dressing vermischen und nach Belieben mit Croutons, Räuchertofu und veganem Reibekäse toppen und genießen!

ONE POT PASTA

FÜR 2 PERSONEN

ZUTATEN

250g Pasta deiner Wahl

2 Knoblauchzehen

1 kleine Zwiebel

400g Tomaten

1 Dose passierte Tomaten

250g Gemüsebrühe

1 Handvoll schwarze Oliven

1 Zucchini

2 TL Agavendicksaft

Salz, Pfeffer und frische Kräuter

ZUBEREITUNG

1. Die Tomaten und die Zucchini klein schneiden und die Oliven entkernen und in kleine Stücke schneiden.

2. Zwiebel und Knoblauchzehen in kleine Würfel schneiden und kurz in Olivenöl anbraten.

3. Alle restlichen Zutaten in einen Topf oder eine Pfanne geben und die Mischung zum Kochen bringen.

4. Nun die Mischung bei mittlerer Hitze kochen und gelegentlich umrühren, bis die Nudeln al dente sind.

5. Nun die Pasta mit Gewürzen abschmecken und nach Belieben mit veganem Käse oder Parmesan genießen!

LINSENBÄLLCHEN IN PAPRIKA-CURRY SAUCE

FÜR 2 PERSONEN

ZUTATEN

300g rote Linsen

2 Zwiebeln

4 Knoblauchzehen

1,5 EL Tomatenmark

3 TL Curry Pulver

1,5 EL Sojasauce

Je ½ Bund Petersilie und Koriander

1TL Salz, Pfeffer

6 EL Semmelbrösel

Paprika-Curry Sauce:

2 kleine Zwiebeln

1 rote Paprika

4 Knoblauchzehen

1TL geriebener Ingwer

2 TL Kreuzkümmel

3TL Curry Pulver

600g passierte Tomaten

200g Wasser

1 Dose Kokosmilch

250g Vollkornnudeln

ZUBEREITUNG

1. Die Linsen in der doppelten Menge Wasser garkochen.

2. Den Backofen auf 175°C vorheizen

3. Zwiebeln und Knoblauch in Würfel schneiden und 3-4 Minuten in etwas Olivenöl anbraten

4. Die gekochten Linsen und alle weiteren Zutaten für die Linsenbällchen in einen Mixer geben und zu einer groben Masse mixen. Ganz wichtig ist es die Masse nicht sehr fein, zu lange und zu einem Brei zu mixen. Am besten immer wieder stoppen und mit einem Löffel die Masse vermengen.

5. Nun die Masse in eine Schüssel umfüllen und die Semmelbrösel unterheben. Die Masse für 10 Minuten beiseitestellen.

6. Die Linsen Masse mit feuchten Händen zu Bällchen formen und auf ein mit Backpapier belegtes Backblech geben, mit etwas Olivenöl bepinseln und für 30 Minuten backen, nach 15 Minuten die Bällchen einmal wenden

7. Für die Paprika-Curry Sauce, die Zwiebeln, die Paprika und den Knoblauch klein würfeln. Zwiebeln und Paprika für 4 Minuten mit etwas Öl anbraten. Nun Knoblauch, geriebenen Ingwer, Kreukümmel und Currypulver hinzugeben und für deine Minuten anschwitzen.

8. Nun die Kokosmilch, die passierten Tomaten und das Wasser hinzufügen. Mit Salz, Pfeffer und etwas Chili würzen. Die Sauce für 15 Minuten köcheln lassen

9. Währenddessen die Nudeln al dente kochen.

10. Die Sauce pürieren und wieder in die Pfanne geben. Nun die fertigen Linsenbällchen kurz in die Sauce geben. Mit frischen Kräutern und Nudel servieren und genießen!

VEGAN „BUTTER CHICKEN“ MIT REIS

FÜR 2 PERSONEN

ZUTATEN

150 g Reis

200g Naturtofu

1 EL Olivenöl

2 EL Speisestärke

3 EL vegane Butter

1 große Zwiebel

3 Knoblauchzehen

1 EL Ingwer

1 TL Garam Masala

½ TL Paprikapulver

½ TL Salz

2 EL Tomatenmark

1 Dose Kokosmilch

ZUBEREITUNG

1. Den Reis nach Packungsanweisung kochen.

2. Den Tofu in ein Küchentuch wickeln und für 15-20 Minuten mit einem schweren Gegenstand (Brett oder Buch) beschweren, damit das Wasser herausgepresst wird.

3. Den Ofen auf 200°C Umluft vorheizen.

4. Den Tofu in grobe Stücke brechen und mit dem Olivenöl und der Stärke in einer Schüssel vermengen. Die Tofu Stücke auf ein mit Backpapier belegtes Blech geben und für 25 Minuten backen.

5. Währenddessen für die Sauce, Zwiebel, Knoblauch und Ingwer in feine Würfel schneiden.

6. Die Butter in einer Pfanne erwärmen und die Zwiebel Würfel darin für 3-4 Minuten anbraten.

7. Dann Knoblauch und Ingwer zugeben und weiter 1-2 Minuten anbraten. Nun die Gewürze und das Tomatenmark zugeben und eine weitere Minute anbraten.

8. Mit der Kokosmilch ablöschen und bei geringer Hitze 10 Minuten köcheln lassen.

9. Den gebackenen Tofu für eine Minuten in die Sauce geben und vermengen.

10. Das „Butter Chicken“ mit dem Reis und frischen Kräutern servieren und genießen!

GEBRATENER „EIERREIS“

FÜR 2 PERSONEN

ZUTATEN

150g Reis

1 Möhre

100g TK Erbsen

50g Mungbohnen-Sprossen

2 EL Sojasauce

100g Naturtofu

30g Sojajoghurt

½ TL Kala Namak Salz

½ TL Kurkuma

ZUBEREITUNG

1. Den Reis nach Packungsanweisung kochen.

2. Die Möhre in feine Würfel schneiden

3. Etwas Öl in einer Pfanne erhitzen und den Reis mit den Möhren, Sprossen, Erbsen und der Sojasauce anbraten

4. Den Tofu in eine kleine Pfanne mit etwas Öl bröseln und abraten

5. Den Soja Joghurt unter den Tofu rühren und Kurkuma und Kala Namak zugeben

6. Den Tofu mi dem Reis vermengen und genießen!

GLASNUDELSALAT MIT KROSSEM TEMPEH

FÜR 2 PERSONEN

ZUTATEN

200g Glasnudeln

3 Karotten

100g Zuckerschoten

1 Paprika

100g Champignons

2 Zwiebeln

3x Knoblauchzehen

1 kleines
Stück Ingwer

4 EL Erdnussmus

Saft von 3 Limetten

4 EL Sojasauce

1 EL Agavensirup

200g Tempeh Natur

Handvoll Sesam und Erdnüsse

frischer Koriander und Petersilie

Stück Chili, Pfeffer

ZUBEREITUNG

1. Zwiebeln, Knoblauch und Ingwer in feine Würfel schneiden

2. Karotten, Paprika, Zuckerschoten und Champignons in schmale Streifen schneiden

3. In einer Pfanne etwas Öl erhitzen, Zwiebeln, Knoblauch und Ingwer zugeben und ca. 1 Minuten anbraten

4. Das Gemüse nun zugeben und für 4 Minuten stark anbraten, dabei immer wieder umrühren. Dann die Pfanne beiseite stellen.

5. Die Glasnudeln in eine Schüssel geben, mit kochendem Wasser bedecken und für 5 Minuten stehen lassen. Dann das Wasser mit Hilfe eines Siebes abgießen. Die Glasnudeln mit einer Schere im Sieb zerschneiden.

6. Für das Dressing, das Erdnussmus mit Zitronensaft, Sojasauce, Pfeffer, Agavensirup und 40g Wasser vermengen und glatt rühren. Falls nötig noch etwas mehr Wasser unterrühren.

7. Den Tempeh in Streifen schneiden und in einer Pfanne von beiden Seiten kross anbraten. Zwischendurch mit einem Schuss Sojasauce ablöschen.

8. Die frischen Kräuter und die Chili fein hacken. Die Erdnüsse auch grob hacken.

9. Nun das Gemüse und die Glasnudeln zum Dressing geben, vermengen und 10 Minuten durchziehen lassen. Mit den frischen Kräutern, Chili, Erdnüssen, Sesam und dem krossen Tempeh servieren und genießen!

PROTEIN MILCHEREIS MIT WARMEN KIRSCHEN

FÜR 4 PERSONEN

ZUTATEN

Milchreis:

1l Pflanzendrink

250g Milchreis

Mark von 1 Vanilleschote

1 EL Zimt

50g Proteinpulver

1 Prise Salz

Warme Kirschen:

1 Glas Sauerkirschen

1 EL Vanillepuddingpulver

2 EL Agavendicksaft

ZUBEREITUNG

1. Für den Milchreis alle Zutaten in einen Topf geben und unter Rühren aufkochen lassen. Für 25 Minuten bei mittlerer Hitze köcheln lassen. Dann probieren, ob der Reis weich genug ist, sonst noch etwas länger köcheln lassen.

2. Die Kirschen in einen Topf geben. Das Vanillepuddigpulver in eine kleine Schüssel geben und 5 EL des Kirschsaftes dazugeben, mit einem Schneebesen glattrühren.

3. Die Kirschen aufkochen und nun die Vanillepuddingpulver Mischung unterrühren und unter ständigem Rühren eine weitere Minute köcheln lassen.

4. Das Protein Pulver unter den Milchreis rühren. Nun den Milchreis in eine Schüssel geben und mit den warmen Kirschen genießen!

MARBLE BANANA PROTEIN BREAD

FÜR EINE 24CM KASTENFORM

ZUTATEN

180g Weizenmehl Typ 550 oder Dinkelmehl(Typ 630)

1 geh. EL Stärke

100g Kokosblütenzucker

2TL Backpulver

3 EL Erdnussmus (80g)

4 sehr reife Bananen (260g)

150 ml Wasser(kalt)

70g Pflanzenöl oder flüssig Margarine

1 EL Apfelessig

3 EL Kakao

2 Scoops Protein Pulver (Schoko)

2 EL Agavendicksaft oder Ahornsirup

Prise Salz, Vanille

ZUBEREITUNG

1. Den Ofen auf 180°C Ober-und Unterhitze vorheizen.

2. Alle trockenen Zutaten in einer Schüssel vermischen.

3. Die Bananen in einer Schüssel mit der Gabel verdrücken, dass sie zu einem Brei werden. Erdnussmus und Wasser dazugeben und mit dem Schneebesen oder mit dem Mixer alles glatt verrühren.

4. Die Bananen Mischung zu den trockenen Zutaten geben. ÖL und Essig auch in die Schüssel geben und alles zu einem glatten Teig verrühren.

5. Etwa ein Drittel des Teiges in eine andere Schüssel geben und das Kakaopulver, den Agavendicksaft und das Proteinpulver dazugeben.

6. Eine Kastenform mit Backpapier auslegen. Nun die Hälfte des hellen Teiges in die Form geben, dann den Schokoteig und dann mit dem restlichen hellen Teig abschließen. Zum Schluss den Teig mit einer Gabel marmorieren.

7. Das Bananenbrot im vorgeheizten Ofen für 55 Minuten backen. Nach dem Herausnehmen mit einem Zahnstocher in die Mitte des Kuchens stechen, um zu schauen ob er gar ist, sonst noch länger backen. Anschließend in der Form auskühlen lassen.

8. Mit Erdnussmus zum Frühstück genießen!

TOFU RÜHREI

FÜR 2 PERSONEN

ZUTATEN

400 g Natur Tofu

2 Frühlingszwiebeln

2 EL Mandelmus

½ TL Kurkuma

½ TL Paprika Pulver

1 TL getrocknete Kräutermischung

8 EL Pflanzendrink

1 EL Sojasauce

1,5 TL Kala Namak Salz

Pfeffer

Frische Kräuter

1 Hand Cherry Tomaten

ZUBEREITUNG

1. Mandelmus, Kurkuma, Paprika Pulver, Pflanzenmilch, Sojasauce, Kala Namak Salz und Pfeffer in einer kleinen Schüssel mit einem Schneebesen verrühren

2. Den Tofu mit den Händen in Stücke bröseln

3. Die Zwiebel in Ringe schneiden. Das Öl in einer Pfanne erhitzen, den Tofu und die Frühlingszwiebeln ca. 4 Minuten anbraten

4. Die Mandel-Würzmischung über den Tofu gießen und weiterbraten

5. Das Tofu Rührei mit frischen Kräutern und halbierten Tomaten servieren

SCHOKOPORRIDGE

FÜR 2 PERSONEN

ZUTATEN

100g Haferflocken

30g Leinsamen

400g Pflanzendrink oder Wasser

2 EL Kakaopulver

Zimt

1 Banane

1 Apfel

ZUBEREITUNG

1. Die Haferflocken mit dem Pflanzendrink, Nussmus, Kakaopulver, Leinsamen vermengen und etwas Zimt dazugeben, alles in einem kleinen Topf bei mittlerer Hitze ca. 4-5 Minuten köcheln lassen, dabei immer wieder umrühren.

2. Die Banane und den Apfel in Scheiben schneiden

3. Das Porridge in zwei Schüsseln geben und mit dem Obst servieren.

NUSSPORRIDGE

FÜR 2 PERSONEN

ZUTATEN

100g Haferflocken

30g Leinsamen

400g Pflanzendrink oder Wasser

2 EL Nussmus

2 EL Agavendicksaft

1 Apfel, 1 Banane

Je 20g Haselnüsse und Walnüsse

Zimt

ZUBEREITUNG

1. Die Haferflocken mit dem Pflanzendrink, dem Nussmus und den Leinsamen vermengen und etwas Zimt dazugeben.

2. Alles in einem kleinen Topf bei mittlerer Hitze ca. 4-5 Minuten köcheln lassen, dabei immer wieder umrühren.

3. Die Banane und den Apfel in Scheiben schneiden

4. Das Porridge in zwei Schüsseln geben und mit dem Obst und den Nüssen servieren und genießen!

BEEREN PORRIDGE

FÜR 2 PERSONEN

ZUTATEN

100g Haferflocken

30g Leinsamen

400g Pflanzendrink oder Wasser

100g Beeren (frisch oder gefroren)

2 EL Agavendicksaft

3 EL Müsli

ZUBEREITUNG

1. Die Beeren mit etwas Pflanzendrink mixen.

2. Die Haferflocken mit dem restlichen Pflanzendrink, den Leinsamen und dem Agavendicksaft vermengen. Nun alles in einem kleinen Topf bei mittlerer Hitze ca. 4 Minuten köcheln lassen, dabei immer wieder umrühren.

3. Das Beeren Püree unterrühren.

4. Das Porridge in zwei Schüsseln geben und mit Müsli, Obst, Nüssen und Toppings deiner Wahl genießen.

BIRCHER MÜSLI

FÜR 2 PERSONEN

ZUTATEN

100g Haferflocken

300g Pflanzendrink deiner Wahl

1 EL Agavensirup

1 großer Apfel

4 EL Sojajoghurt

1 EL Leinsamen

Eine Hand voll Nüsse und Rosinen

ZUBEREITUNG

1. Mische die Haferflocken mit dem Pflanzendrink und dem Agavensirup in einer Schüssel und stelle die Schüssel über Nacht zum Durchziehen in den Kühlschrank.

2. Am nächsten Tag, reibe den Apfel grob mit einer Küchenreibe und hacke die Nüsse grob mit einem Messer klein.

3. Mische den Sojajoghurt, die Äpfel, Leinsamen, Rosinen und gehackten Nüsse unter die Haferflocken-Mischung

4. Fülle das Müsli in eine Schüssel und genieße das Müsli mit Obst und einem Nussmus deiner Wahl.

NICE CREAM BASIS REZEPT

FÜR 2 PERSONEN

ZUTATEN

4 gefrorene Bananen

Etwas Pflanzenmilch

Optional: 200g TK Beeren oder 2 EL Kakaopulver

ZUBEREITUNG

1. Schneide die Bananen in Scheiben und friere sie in einer Dose mindestens 5 Stunden ein.

2. Gib die Bananen in eine Küchenmaschine, in einen Mixer oder püriere sie mit dem Pürierstab und einem Schluck Pflanzenmilch cremig.

3. Für Nicecream-Varianten mit Beeren gebe 200g gefrorene Beeren dazu, für eine Schoko-Nicecream 2 EL Kakaopulver.

4. Serviere die Nicecrem pur, mit Pancakes oder Müsli.

MANGO SMOOTHIE BOWL

FÜR 2 PERSONEN

ZUTATEN

1 Banane

300 g gefrorene Mango

1 El geschrotete Leinsamen

2 EL Kokosraspeln

250 g Pflanzenmilch

Müsli deiner Wahl

ZUBEREITUNG

1. Mixe alle Zutaten außer das Müsli fein.
2. Fülle den Smoothie in eine Schüssel und gebe frisches Obst und das Müsli darauf.
3. Genieße deine Smoothie-Bowl!

BERRY SMOOTHIE BOWL

FÜR 2 PERSONEN

ZUTATEN

1 Banane

300 g gefrorene Beeren

1 El geschrotete Leinsamen

2 EL Kokosraspeln

250 g Pflanzenmilch

Handvoll frische Beeren

1 EL Chiasamen

Müsli deiner Wahl

ZUBEREITUNG

1. Mixe alle Zutaten außer das Müsli, die frischen Beeren und die Chiasamen fein
2. Fülle den Smoothie in eine Schüssel und gebe die frischen Beeren, das Müsli und die Chiasamen darauf
3. Genieße deine Smoothie-Bowl!

PROTEIN PANCAKES MIT BANANENFÜLLUNG

FÜR 2 PERSONEN

ZUTATEN

Pancakes:

240g Dinkelmehl

30g Protein Pulver

3 EL Agavendicksaft

3 TL Backpulver

300 ml Sojamilch (mehr je nach Konsistenz)

Prise Salz

Bananenfüllung:

3 reife Bananen

½ TL Zimt

1,5 EL Agavendicksaft

ZUBEREITUNG

Alle Zutaten für den Teig mit dem Schneebesen zu einem glatten Teig vermengen

Erhitze etwas Öl in einer Pfanne und gebe jeweils 2 EL Teig pro Pancake hinein, brate die Pancakes von beiden Seiten bei mittlerer Hitze goldbraun

Für die Bananenfüllung, die Bananen schälen, in kleine Stücke schneiden und in einer Schüssel mit den restlichen Zutaten vermengen

Die Pancakes auf einen Teller geben und mit der Bananenfüllung servieren

ZIMT BUCHWEIZEN CRÊPES

FÜR 2 PERSONEN

ZUTATEN

240g Buchweizenmehl

3EL Birkenzucker

1,5 TL Zimt

Prise Salz

400g Wasser

1 EL Agavendicksaft

1 TL Kurkuma

Beeren

ZUBEREITUNG

1. Alle Zutaten bis auf das Obst in einer Schüssel gründlich mit dem Schneebesen verrühren. Den Teig mindestens 10 Minuten quellen lassen.

2. In einer kleinen Schüssel 4 EL Birkenzucker mit 1 TL Zimt vermischen.

3. Eine beschichtete Pfanne mit ganz wenig Olivenöl mit einem Küchenpapier ausstreichen und jeweils 3-4 EL Teig in die Pfanne geben. Mit dem Löffelboden den Teig schnell dünn verstreichen und von beiden Seiten jeweils 2 Minuten backen. Kurz vor dem fertig backen, in der Pfanne mit der Zucker-Zimt Mischung bestreuen und zusammenklappen.

4. Alle Crêpes dünn ausbacken und mit Beeren und Ahornsirup genießen!

HIMBEER CHIA PUDDING

FÜR 2 PERSONEN

ZUTATEN

220g Kokosmilch

120 g Wasser

100g Himbeeren (gefroren) oder 80g frische

7-8 EL Chiasamen

Früchte deiner Wahl

Mandeln, Nussmus

ZUBEREITUNG

1. Mixe die Himbeeren mit der Kokosmilch, bis eine cremige Textur entsteht.

2. Fülle die Himbeermilch in zwei Schüsseln und rühre jeweils 3,5 gestrichene EL Chiasamen unter. Lasse das Gemisch für mindestens eine Stunde im Kühlschrank ruhen oder auch über Nacht.

3. Hacke die Nüsse klein und garniere den Chia-Pudding mit den Nüssen und mit Früchten, Nussmus oder Sojajoghurt. Optional kannst du noch Süßungsmittel und Zimt hinzufügen.

PROTEIN BROWNIES

ZUTATEN

3 Bananen

120g Haferflocken

1 TL Backpulver

3 EL Agavendicksaft

4 EL Nussmus

60g veganes Schoko Protein Pulver, Prise Salz

60ml Pflanzendrink

2 EL Apfelmus

vegane Schokolade

ZUBEREITUNG

1. Gebe alle Zutaten in einen Mixer und mixe diese bis ein gleichmäßiger Teig entsteht. Nun kannst du nach Belieben gehackte Schokoladenstücke unterrühren.

2. Geben den Teig in eine kleine, eckige, mit Backpapier ausgelegte Backform und backe die Brownies bei 175°C für 20-25 Minuten

3. Lasse die Brownies mindestens 1 Stunde auskühlen und scheide diese dann in Stücke.

4. Genieße die Brownies mit einem Glas Pflanzendrink!

VANILLE-BLAUBEER FRÜHSTÜCKSSHAKE

FÜR 2 PERSONEN

ZUTATEN

60g Leinsamen

440 ml Reisdrink

2 TL gemahlene Vanille

70g Haferflocken

80g Datteln

80g Blaubeeren

440g Eiswürfel

1 Prise Salz

ZUBEREITUNG

1. Die Leinsamen mit der Hälfte des Reisdrinks im Mixer glatt pürieren.

2. Alle Zutaten bis auf die Blaubeeren in den Mixer hinzufügen und cremig pürieren.

3. Den Shake in zwei große Gläser füllen und mit den Blaubeeren toppen.

SNICKERS SHAKE

FÜR 2 PERSONEN

ZUTATEN

500ml Sojamilch

4 Datteln, entsteint

2 Bananen

2 EL Erdnussmus

3 EL Kakaopulver

20 g Hanfsamen oder veganes Proteinpulver

1 TL Zimt

ZUBEREITUNG

1. Alle Zutaten in den Mixer geben und mindestens 1 Minuten cremig mixen.

BEEREN POWER SHAKE

FÜR 2 PERSONEN

ZUTATEN

250 ml Sojamilch

130 g gefrorene Beeren (Himbeeren, Brombeeren, Johannisbeeren)

30 g Haferflocken

20 g Hanfsamen oder veganes Proteinpulver

1 TL Agavendicksaft

ZUBEREITUNG

1. Alle Zutaten in den Mixer geben und cremig mixen.

BANANEN CASHEW SHAKE

FÜR 2 PERSONEN

ZUTATEN

250 ml Mandelmilch

1 Banane

30 g Cashewmus

20 g Hanfsamen oder veganes Proteinpulver

1 TL Agavendicksaft

1/2 TL Zimt

1/4 TL gemahlene Vanille

ZUBEREITUNG

1. Alle Zutaten in den Mixer geben und mindestens 1 Minuten cremig mixen.

ALLTAGSHELD SHAKE

FÜR 2 PERSONEN

ZUTATEN

250g gefrorene Beeren

50 g gefrorene Mango

1 Banane

15 g Babyspinat

1 Teelöffel Hanfsamen oder veganes Proteinpulver

1 EL Leinsamen

1-2 Datteln

300 ml Sojamilch

ZUBEREITUNG

1. Alle Zutaten in den Mixer geben und mindestens 1 Minuten cremig mixen.

POWER START SHAKE

FÜR 2 PERSONEN

ZUTATEN

1 reife Banane

2 EL Haferflocken

1 EL Leinsamen

1 Esslöffel Erdnussbutter

2 Esslöffel Hanfsamen oder veganes Proteinpulver

450 ml Mandelmilch

ZUBEREITUNG

1. Alle Zutaten in den Mixer geben und mindestens 1 Minuten cremig mixen.

BLAUBEER SHAKE

FÜR 2 PERSONEN

ZUTATEN

550 ml Mandelmilch

500 g Heidelbeeren

125 g Cashewkerne

80 g Haferflocken

2 TL Ahornsirup

1 TL Zimt

ZUBEREITUNG

1. Alle Zutaten in den Mixer geben und mindestens 1 Minuten cremig mixen.

WALNUSS SHAKE

FÜR 2 PERSONEN

ZUTATEN

500 ml Mandelmilch

2 EL Nussmus

150 g Walnüsse

2 Apfel

2 Banane

ZUBEREITUNG

1. Alle Zutaten in den Mixer geben und mindestens 1 Minuten cremig mixen.

ERDBEER SHAKE

FÜR 2 PERSONEN

ZUTATEN

125 ml Mandelmilch

250 g TK-Erdbeeren (oder frische Beeren)

250 g Kokos Joghurt

1 TL Agavendicksaft

ZUBEREITUNG

1. Alle Zutaten in den Mixer geben und mindestens 1 Minuten cremig mixen.

MANGO LASSI

FÜR 2 PERSONEN

ZUTATEN

500g gefrorene Mango

120g veganer Joghurt

100ml Sojamilch

1 Stück Ingwer

Saft von ½ Zitrone

½ TL Kurkuma

1 TL Agavendicksaft

ZUBEREITUNG

1. Alle Zutaten in den Mixer geben und mindestens 1 Minuten cremig mixen.

GREEN POWER SHAKE

FÜR 2 PERSONEN

ZUTATEN

150g Beeren

1 Mango

4 Datteln (ohne Kern)

125g Babyspinat

200g Wasser

1 EL Hanfsamen oder veganes Proteinpulver

1 TL Leinsamen

ZUBEREITUNG

1. Alle Zutaten in den Mixer geben und mindestens 1 Minuten cremig mixen.

WALNUSS ENERGY BALLS

FÜR CA. 10 STÜCK

ZUTATEN

40g Walnüsse

40g Haferflocken

75g Datteln

1 TL Zimt

ZUBEREITUNG

1. Zuerst die Haferflocken, Walnüsse und Zimt zusammen mixen

2. Die Datteln hinzufügen und zu einer homogenen Masse mixen. Die Masse mit feuchten Händen zu kleinen Kugeln formen und im Kühlschrank aufbewahren.

KOKOS ENERGY BALLS

FÜR CA. 15 STÜCK

ZUTATEN

250g Datteln

80g Kokosflocken

½ Vanilleschote ausgekratzt

3 TL Cashewmus

ZUBEREITUNG

1. Die Datteln 30 Minuten in heißem Wasser einweichen. Dann abgetropft in den Mixer geben.

2. Die restlichen Zutaten in den Mixer geben und alles Vermixen

3. Die Masse aus dem Mixer nehmen und zu kleinen Kugeln formen. Die Kugeln in Kokosflocken wälzen und im Kühlschrank aufbewahren.

SNICKERS ENERGY BALLS

FÜR CA. 15 STÜCK

ZUTATEN

200g Datteln

15g Kakaopulver

10g Kakaonibs

1 Prise Salz

40g Erdnüsse, gehackt

40g Erdnussmus

ZUBEREITUNG

1. Die Datteln 30 Minuten in heißem Wasser einweichen. Dann abgetropft in den Mixer geben.

2. Kakaopulver, Salz und Erdnussmus dazu geben und mixen

3. Die Masse in eine Schüssel umfüllen und die gehackten Erdnüsse und die Kakaonibs untermischen. Anschließend die Masse zu kleinen Kugeln formen und die Energy Balls in Kakaopulver wälzen.

4. Die Energy Balls halten sich bis zu 3 Wochen im Kühlschrank.

POWER GRANOLA

ZUTATEN

250g Haferflocken

100g Mandelblättchen

100g ganze Nüsse

50g Kokosflocken

25g Leinsamen

150g Agavensirup oder Ahornsirup

100g Rosinen

15g gepuffter Amaranth

ZUBEREITUNG

1. Den Ofen auf 180°C Umluft vorheizen. Die ganzen Nüsse grob hacken.

2. Alle Zutaten bis auf die Rosinen und den Amaranth in einer großen Schüssel gut vermengen, damit der Sirup überall hingelangt.

3. Die Granola Mischung auf zwei mit Backpapier belegte Backbleche geben. Für ca. 15-20 Minuten bräunlich, kross backen. Zwischendurch immer mal wieder mit einem Löffel das Granola wenden.

4. Nach dem Abkühlen mit den Rosinen und dem Amaranth vermengen und auf einer Nicecream oder mit Pflanzenmilch genießen!

Vielen Dank

Zeit, Danke zu sagen. Danke für deinen treuen Support. Danke, dass du dieses Buch bis zum Ende gelesen hast und Teil einer Bewegung bist. Die vegane Ernährung wird in Zukunft auf gesellschaftlicher Ebene in den Fokus geraten und weiter an Stellenwert gewinnen. Wir von Team Vegan arbeiten an einer veganen und aussichtsreichen Zukunft für uns, aber auch für unsere Kinder. Du hast dich dazu entschieden, ein Teil der Aufklärungsarbeit zu sein und die Mythen, die sich um die vegane Ernährung ranken, zu beenden. Dafür sind wir dir sehr dankbar. Die Welt braucht emphatische Krieger wie dich. Du kannst der Welt beweisen, dass man als Veganer gesünder, bewusster, kraftvoller und vitaler durch den Alltag geht und dass du so ganz nebenbei die Welt rettest.

Als veganer Kraftsportler fungierst du als Paradebeispiel, dass wir unsere Glaubensmuster stetig hinterfragen sollten. Du kannst beweisen, dass sich ein athletischer und kraftvoller Körper sehr gut mit veganer Ernährung vereinbaren lässt. Du hast in diesem Buch gelernt, dass du deinen Körper mit dem richtigen Training, der nötigen Motivation und einer ausgeglichenen veganen Ernährung auf seine Höchstform bringen kannst. Wo ein Wille, da bekanntlich auch ein Weg. Zieh durch und beweise den Zweiflern, dass dein Weg gesünder, vitaler und vor allem aber zukunftsträchtiger ist.

Ich bin verdammt stolz auf dich und hoffe, dass du mit deinem guten Beispiel viele Menschen inspirieren wirst. Du darfst gerne dieses Buch weiterempfehlen und dabei helfen, diese sehr wichtige Nachricht weiter zu verbreiten. Ich danke dir dafür, dass du bereit bist, deinen Aufklärungsauftrag anzunehmen und viele, viele Menschen mehr zu berühren. Ich schließe mit einem Zitat von dem indischen Dichter, Philosophen und Nobelpreisträger für Literatur, Rabindranath Tagore, der Verantwortung wie folgt verstanden hat: „Wer Bäume setzt, obwohl er weiß, dass er nie in ihrem Schatten sitzen wird, hat zumindest angefangen, den Sinn des Lebens zu begreifen."

Grüne Geschenkbox

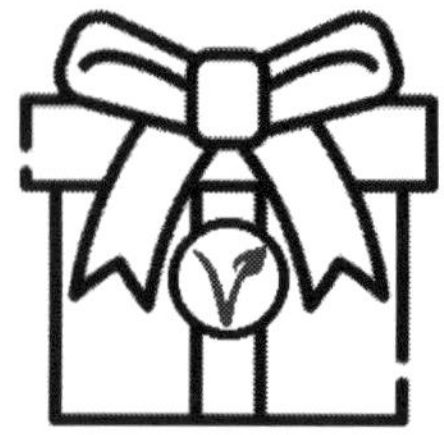

Der Anfang ist bekanntermaßen am schwierigsten. Deswegen geben wir dir alle notwendigen Tools an die Hand, damit du gleich durchstarten kannst. Lade dir direkt unter der folgenden Seite alle kostenlosen Geschenke herunter – dann steht deinem Erfolg nichts mehr im Wege!

Unsere grüne Geschenkbox enthält:

- Success Tracker
- Ernährungsplan
- Maximalkraftrechner
- Bonus Kapitel

Du möchtest dich gerne vegan ernähren und weißt noch nicht genau wie? Kein Problem! Auch dafür haben wir für dich einen extra Einkaufsplan erstellt, diesen findest du ebenfalls auf der folgenden Seite:
Für deinen ersten Schritt in Richtung Traumkörper, trage dich auf der folgenden Seite ein:

www.teamvegan.de/vegains

(scanne den QR Code mit deiner Handykamera ein)

Studien- und Quellenverzeichnis

Begriffserklärungen

1 ist ein Vorschlag zur Benennung einer neuen geochronologischen Epoche: nämlich des Zeitalters, in dem der Mensch zu einem der wichtigsten Einflussfaktoren auf die biologischen, geologischen und atmosphärischen Prozesse auf der Erde geworden ist.
3 bedeutet "gegen eine Entzündung gerichtet" bzw. "entzündungshemmend"

4 Bei viszeralem Fett handelt es sich allgemein um das sogenannte Bauchfett, was sich in der Bauchhöhle befindet und die inneren Organe umwickelt. 5 Interleukine sind zu den Zytokinen zählende Peptidhormone, d. h., sie sind körpereigene Botenstoffe der Zellen des Immunsystems.
6 sind körpereigene Signalstoffe, welche zielgerichtete Verbindungen zwischen Nervenzellen schaffen. 7 Die Neurogenese beschreibt die Bildung von Nervenzellen im adulten Nervensystem.
10 Als Endothel wird eine dünne Schicht aus Endothelzellen bezeichnet, die die Zellwände von innen auskleiden. Es dient als Abgrenzung zum Gewebe, gilt aber auch als Produzent von Stickstoffmonoxid, welches dem Regulationsmechanismus deines Herz-Kreislauf-Systems dient.
11 Makrophagen oder sogenannte Fresszellen sind große, bewegliche, einkernige Zellen, die zum zellulären Immunsystem gehören und die bei deiner Immunabwehr helfen. Sie werden aus Monozyten gebildet.
12 die Fähigkeit des Gehirns, sich selbst zu ändern und sich an diverse Umstände anzupassen. Was jahrelang in der Wissenschaft als unmöglich angesehen wurde, gilt heute als gesichert. Du kannst durch Übung und Kontrolle deiner Gedanken deine Gehirnstruktur beeinflussen und bis ins hohe Alter geistig agil bleiben.
22 Ganzheitlich

27 Proteine, die Wachstum und Differenzierung von Zellen regulieren

31 Bezieht sich auf das Zusammenspiel zwischen Herz und Lunge, sowohl auf ihre Funktionen wie auch auf ihre Lage im Körper. 32 Wortneuschöpfung
47 Das Gleichgewicht innerhalb einer Zelle, eines Organes oder auch des ganzen Organismus **Diese leicht Verständlichen Fakten katapultieren dich auf das Niveau eines Fitnesstrainers** 2 www.royalsocietypublishing.org

8 www.spektrum.de,lexikon,neurowissenschaft

9 www.spektrum.de,lexikon,neurowissenschaft

13 www.germanjournalsportsmedicine.com, erschienen Bloch, Heft 2, zellulare Wirkmechanismen, PDF 14 www.flexikon.doccheck.com,VEGF-Rezeptor
15 www.d-nb.info

16 www.sportunterricht.de, Muskelfasertypen

17 Prometheus – Lernatlas der Anatomie: Innere Organe, Michael Schünke, Erik Schulte, Udo Schumacher, erschienen 5. September 2018, Thieme Verlag, 5 Auflage

18 Is running associated with a lower risk of all-cause, cardiovascular and cancer mortality, and is the more the better? A systematic review and meta-analysis, erschienen im British Journal of Sports Medecine – **www.bjsm.bmj.com**
19 Mathias D. (2018) Ausdauersport und Herz. In: Fit und gesund von 1 bis Hundert. Springer, Berlin, Heidelberg. www.doi.org

Vermeide die 8 Größten Fehler, die jeder beim Abnehmen/Muskelaufbau macht

20 Aus der Vegan Bibel: Erste Auflage, S. 87-88.

Mit diesen 13 Tricks besiegst du deinen inneren Schweinehund für immer 21 www.vegan-forum.de; www.forum.fitness-experts.de; www.vegpool Trainingsmethoden vom Anfänger zum Fortgeschrittenen
23 Roy, Brad A.Ph.D., High-Intensity Interval Training Efficient, Effective, and a Fun Way to Exercise Brought to you by the American College of Sports Medicine, ACSM's Health & Fitness Journal:May/June 2013 - Volume 17 - Issue 3 - p 3
24 M. J training in health and disease. March 1, 2012 The Journal of Physiology, 590, 1077-1084. Gibala et al. Physiological adaptations to low-volume, high-intensity interval
25 Sience Direct: Ageing Research Reviews, Volume 47, November 2018, The effect of fasting or calorie restriction on autophagy induction: A review of the literature 26 National Center for Biotechnology Information: Cell Discovery, 2020;6:6 Published online 2020, Lyosome biology in autophagie
28 Tabata I, Nishimura K, Kouzaki M, et al.(1996). Effects of moderate-intensity endurance and high-intensity intermittent training on anaerobic capacity and VO2max. Med Sci Sports Exerc 28 (10): 1327
29 www. trainer-magazine.com/tabate-raus-aus-der-komfortzone

30 www.akademie-sport-gesundheit.de,lexikon

Muskelaufbau bei Frauen: Mit diesen 9 Tipps erreichst du deine Strandfigur

33 Süddeutsche Zeitung, 12. August 2020, Zyklus hat auch Auswirkungen auf ein Training 34 www.fitundattraktiv.de-hanteltraining-frauen-top-6-uebungen
35 www.fitundattraktiv.de-hanteltraining-frauen-top-6-uebungen

36 www.fitundattraktiv.de-hanteltraining-frauen-top-6-uebungen

37 www.fitundattraktiv.de-hanteltraining-frauen-top-6-uebungen

38 www.fitundattraktiv.de/hanteltraining-frauen-top-6-uebungen

39 www.fitundattraktiv.de/seitliche-crunches-normale-crunches-oder-sit-ups

Männersache: Arme, Schultern, Rücken, Brust

40 www.app.menshealth-personaltrainer.com/de/uebung/klimmzuege-im-untergriff

41 www.app.menshealth-personaltrainer.com/de/uebung/umgekehrtes-schulterdruecken-auf-einer-erhoehung

42 www. app.menshealth-personaltrainer.com/de/uebung/statisches-bankdruecken-mit-langhantel

43 www.app.menshealth-personaltrainer.com/de/uebung/eingedrehte-bizeps-curls-mit-kurzhanteln

44 www.app.menshealth-personaltrainer.com/de/uebung/wechselseitiges-trizeps-strecken-mit-kurzhantel-im-hammergriff

45 www.app.menshealth-personaltrainer.com/de/uebung/brustpresse-am-kabelzugturm-im-ausfallschritt

46 www. app.menshealth-personaltrainer.com/de/uebung/aussenrotieren-der-schulter-am-kabelzugturm

Vegan Mythen Ade – Die kurze Fassung

48 www. Sportunterricht.ch, Energie, Energieberechnung

Makronährstoffe

49 WHO Library Cataloguing-in-Publication Data, Guideline: sugars intake for adults and children; ISBN 978 92 4 154902 8 (NLM classification: QU 145.7) World

Health Organization, 2015

50 Stiftung Warentest, Zucker in Lebensmitteln, erschienen am 24.04.2017

51 Cardiometabolic risk factors in vegans; A meta-analysis of observational studies, Jocelyne R. Benatar ,Ralph A. H. Stewart Published: December 20, 2018, Tufts University, United States
52 www.dise.online, Hintergrundwissen, Eiweiß

53 National Library of Medicine, J Sports Science, Dietry protein for athletes: from requiorements to optimum adaptation, Stuart M. Phillips, Luc J.C. Van Loon

54 Joy, J.M., Lowery, R.P., Wilson, J.M. et al. The effects of 8 weeks of whey or rice protein supplementation on body composition and exercise performance. Nutr J 12, 86 (2013). **www.doi.org**
55 www.deutschlandistvegan.de,vegane-proteinquellen

56 Harris et al, Clin Lipidol. 2018 ;12(3): 718–727

57 Welch AA et al (2010): Dietary intake and status of n−3 polyunsaturated fatty acids in a population of fish –eating and non –fish –eating meat –eaters, vegetarians, and vegans and the precursor –product ratio of α –linolenic acid to long–chain n−3 polyunsaturated fatty acids: results from the EPIC–Norfolk cohort. Am J Clin Nutr 92 (5), 1040 –5
Mikronährstoffe

58 Deutsche Gesundheitsnachrichten, Zucker wirkt auf den Körper wie Heroin, 11.04.2014

Koche mit der GGB2 Formel täglich neue, schnelle, nährstoffreiche, einfache und vegane Gerichte

59 www.gesundheitswissen.de,Ernährung,vegane-Ernährung

Weitere Quellen:

www.curved.de, news, 20-ueberraschende-fitness-fakten-rund-um-muskeln-knochen-wasser-und-co www.nu3.de/blogs/nutrition/vegane-ernaehrung.
www.v-reena.com/tipps-training/richtig-trainieren/. www.veganfitwerden.de/vegan-muskelaufbau/. www.foodspring.de/magazine/grossten-fehler-im-krafttraining-vermeiden. www.foodspring.de/magazine/innerer-schweinehund
www.v-reena.com/tipps-training/motivation/. www.fitbook.de/fitness/gvt-german-volume-training. www.online-fitness-coaching.com/gvt-german-volume-training. www.foodspring.de/hit-training.
www.fitforfun.de/abnehmen/abnehmen-mit-sport/hiit-sagen-sie-ihrem-fett-hochintensiv-lebewohl www.pubmed.ncbi.nlm.nih.gov -
Tabata I, Nishimura K, Kouzaki M, Hirai Y, Ogita F, Miyachi M, Yamamoto K. Effects of moderate-intensity endurance and high-intensity intermittent training on anaerobic capacity and VO2max. Med Sci Sports Exerc. 1996 Oct;28(10)
www.fitforfun.de/abnehmen/abnehmen-mit-sport/hiit-sagen-sie-ihrem-fett-hochintensiv-lebewohl www.fitforfun.de/workout/fitness/tabata-fit-in-4-minuten
www.munideporte.com/imagenes/documentacion
www.womenshealth.de/fitness/workouts/so-funktioniert-muskelaufbau-bei-frauen www.fitundattraktiv.de/seitliche-crunches-normale-crunches-oder-sit-ups
www.fitundattraktiv.de/hanteltraining-frauen-top-6-uebungen www.menshealth.de/krafttraining/oberkoerper-training-so-trainierst-du-brust-schultern-und-arme
www.menshealth.de/abnehmen-fatburning/der-muskelaufbau-trainingsplan-fuer-8-wochen
Joy, J.M., Lowery, R.P., Wilson, J.M. et al. The effects of 8 weeks of whey or rice protein supplementation on body composition and exercise performance. Nutr J 12, 86 (2013). https://doi.org/10.1186/1475-2891-12-86.
www.zentrum-der-gesundheit.de/artikel/vegane-ernaehrung/muskelaufbau-vegan-ernaehrung-ia.

Marsh, K. M; Munn, E. A.; Baines, S. K. (2013): „Protein and vegetarian diets" in: The Medical Journal of Australia, 199 (4) , S. 7 – 10.

Grafikverzeichnis:

Abb. 1: Muskelgewebe

Abb. 2. Schaubild Myokine nach Pederson Abb. 3: Schaubild Muskelfaser
Abb. 4: Nachempfunden Prometheus Lernatlas der Anatomie: Innere Organe

Abb. 5: Vergleich Sportler und Nichtsportler Abb. 5: Vergleich Sportler und Nicht-Sportler Abb. 6: Schaubild Superkompensation
Abb. 7: Foren und Facebookgruppen

Abb. 8: Chronologische Reihenfolge Methoden zum Muskelaufbau Abb. 9: Zusammenfassung Trainingsplan
Abb. 10: Isometrische Methode/Zusatzprogramm Abb. 11: Merkmale PITT-Force
Abb. 12: Beispiele PITT-Force Abb. 13: Unterschied Trainingsziele Abb. 14: HIT vs. HIIT
Abb. 15: Beispielplan GVT-Methode Abb. 16: Ergänzende Trainingsmethoden
Abb. 17: Vergleich der Physis zwischen Bodybuilder und Strongmen Abb. 18: Darstellung Pyramidentraining
Abb. 19: Zirkeltraining

Abb. 20: Autophagie

Abb. 21: VO2max-Werte – Männer und Frauen Abb. 22: Faszien
Abb. 23: Beispieltrainingsplan Abb. 24: Erklärung PAL-Wert
Abb. 25: Zuckergehalt diverser Süßgetränke Abb. 26: Eiweißgehalt veganer Lebensmittel Abb. 27: Schaubild Mikronährstoffe
Abb. 28: Vegane Ernährungspyramide Abb. 29: Übersicht Kalorienbedarf **Bildquellen:**
Foto von Anush Gorak von Pexels Foto von Jimmy Ramírez von Pexels

Impressum

Angaben gemäß § 5 TMG

Daniel Sacherer Herrenstraße 21
79235 Vogtsburg

E-Mail: info@teamvegan.de

Printed in Germany
by Amazon Distribution
GmbH, Leipzig

28646789R00084